# 脳科学は
# ウェルビーイングを
# どう語るか？

最新科学が明かすふれあいとコミュニケーションの力

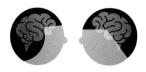

乾 敏郎・門脇 加江子 [著]

ミネルヴァ書房

# はじめに

　たとえば小さな子どもが転んでケガをしたとします。「痛かったね〜」とさすってあげたら子どもは次第に泣き止むことが多いですね。これはなぜでしょうか？　本当に痛みは和らいでいるのでしょうか？

　最近の脳科学では，親しい誰かとしているやり取りやふれあいが，実際に心や身体の痛みを取り除いたり，あるいは生活の質（QOL）をも向上させることができることが証明されつつあります。さらには音楽や催眠，瞑想など，今までは非科学的と考えられていた治療法にも，しっかりとした科学的な根拠があることがわかってきました。

　この本では，どのようなやり取りやふれあい（インタラクション）が私たちのウェルビーイングを向上させるのか，どのようにしてそれが可能になっているのか，そしてどうすればその効果を最大限発揮できるのかについて，国内外のたくさんの研究を紹介しながらお話しします。

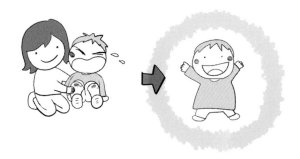

目　次　　contents

#  ウェルビーイングとは

　本書のキーワードとなる"ウェルビーイング"とは一体何なのでしょうか。初めてこの語句が用いられたのは世界保健機関（WHO）においてでした。1947年に採択されたWHO憲章では、「健康 health」を次のように定義しています。「健康とは、病気でないとか、弱っていないということではなく、肉体的にも、精神的にも、そして社会的にも、すべてが満たされた状態」（日本WHO協会訳）とされています。

　この健康の定義における「満たされた状態」が、ウェルビーイング（well-being）です。ウェルビーイングは、個人の主観的な幸福感や生活の質を指し、身体的な健康だけでなく、感情的な充足感、社会的な関係、生活の目的や意味、個人の成長や達成感など、より広い範囲を包括しています。ウェルビーイングは、個人の主観的な経験や満足度に基づいて評価され、個人の幸福や生活の満足度に焦点を当てます。

　ではなぜ、ウェルビーイングの概念には、社会的にも満たされた状態が含まれているのでしょうか。それは人間が他者との関係において存在している社会的動物だからです。すなわち、私たちは社会の中で生活するなかで自身の存在を認めているのです。最新の脳科学の観点からもう少し深くこの点を考えてみましょう。

　人間のみならず生き物はすべてダイナミックに変化する環境の中で、環境とうまく相互に作用しあって生命を維持し、一定期間

存在しているのです。なかでも人間は社会的動物です。つまり人間は集団としての共同的営みを通して生きています。そしてその人間には他の動物にはないさまざまな機能が備わっています。その中の一つが，自己モニタリングという機能です。これは自己の行動や自己の状態を自ら知ることができる機能です。社会的動物ですから，自分がある人に嫌われていると思うこともあるでしょう。またお腹が痛いなどと自分の体の中の状態に気づくこともできます（このような機能は人間だけが持っていると考えられています）。私たちは，体の外の環境である外環境と，自身の体の中の環境，すなわち内環境に分けて研究を進めてきました。しかし，脳から見れば，いずれも脳を取り巻く環境なのです。そして2015年頃から，外環境についても内環境についても脳は同じ手法で環境の状態を推論しているのだということがわかってきたのです。さらに他者の心の状態についても外環境の一つとして脳は同様の方法で推論しているといわれています。

　社会的営みにおいてみられる環境や他者との相互作用も，生物が生命を維持するために環境と相互作用する方法と同じ原理で動いていることが，今世紀に入ってから理論脳科学の研究によってわかってきました。

　すなわち，脳は体の中の環境や体を取り巻く環境，他者との相互作用を通じて，これらの状態をできる限り正しく推論し，ダイナミックに変化する環境にうまく適応しているのです。このように見てきますと，心を生み出す脳が，身体とそして我々を取り巻く社会や物理環境と互いに強く結びついている，つまり肉体–精神–社会が強く結びついていることがわかるでしょう。ですから，

WHO の健康の定義の通り，これらいずれもが健康でないといけないのです。本書では，ウェルビーイングを維持向上させる方法について考え，その中で，一つのキーワードとなる対話とふれあいが脳科学的になぜ大切なのかを考えます。2030年までに持続可能でよりよい世界を目指すことが国際目標になっている現在，最新脳科学からこの問題を考えることがきわめて重要であると思っています。

# 第 1 章

# ウェルビーイングに
# つながる共感脳

## ——共感と同期，ミラーニューロン

　新型コロナウイルス感染症によるパンデミックによって，多くの人が社会的な孤立や孤独感を味わったと思われます。このような状況は，私たちの精神状態に悪影響を及ぼすこともあり，実際に，一部の人々は精神的または身体的な障害を発症したと報告されています。しかしながら逆に，このような厳しい環境においても，前向きに生き，心身ともに以前と変わらずに過ごしているケースも少なくありません。本書では，さまざまな実験や理論に基づき，人間の社会的なつながりがなぜ重要なのかについて考察していきます。特に，困難な状況下で前向きに生きるための手段に焦点を当て，どのようにして心の健康を保ちながら，社会的な絆を築き，希望を持ち続けることができるのかを考えたいと思います。

## 1.1　大切なのは相手をわかろうとする努力

　皆さんは意外に思うかもしれませんが，ウェルビーイングの向上には「共感すること」が大切になります。共感とは，他人が経

験している感情や経験をあたかも自分の身に起こっているかのように感じることをいいます。共感レベルには個人差があり，高い人もいれば低い人もいて，その程度は質問紙で調べることができます。

こういう実験がありました。複数の恋人同士の男女に対して，まず質問紙によって個々人の共感のレベルを測りました。次に，男性にカップルである相手女性の手を握ってもらい，その間，両者の脳活動や生理的な指標（心拍数や呼吸数など）を計測しました。その後，女性に痛み刺激を与え，その時の痛みの程度を回答してもらいました。すると手を握ってもらうだけで痛みが軽減され，また与えられた痛み刺激は全員同じだったにもかかわらず，共感性の高い男性が手を握った場合ほど，女性の痛みが大きく緩和されたというのです。また手をつなぐことによって男性が女性の痛みの強さをより正確に理解できることもわかっています。

この結果には重要なポイントが2つあります。一つは，誰か親しい人に手を握ってもらうだけでも痛みが軽減される可能性があること。もう一つは，親しい人なら誰でもというわけではなく，相手への共感性が高い人から握ってもらう方が，より鎮痛効果が高いということです。

さらには，**共感のための努力**（共感性エフォート）をする人，つまり相手の気持ちをできるだけ知りたいと努力をする人ほど，相手の鎮痛効果が大きいということもわかっています。このことから，共感性の高さ，あるいは共感のための努力そのものが，自分と相手のウェルビーイングにとって大切なのかもしれません。自分はより相手のことを理解できるでしょうし，相手も自分のこ

## 痛みは一緒でも…？

共感性が低い男性が手を握るよりも…

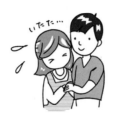

共感性が高い男性が手を握った方が…

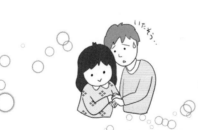

握られた女性の痛みがより軽減された

とを理解してもらっていると感じられることがウェルビーイング
につながるのでしょう（なぜ手を握ると痛みが緩和されるのかについては後述します）。

## 1.2 なぜ共感できるのか——自己と他者を同一視して理解するシステム

　さて，共感したり相手のことがわかるということには一体どういう仕組みが働いているのでしょうか。皆さんは**ミラーニューロン**という言葉をご存じでしょうか。このニューロン（神経細胞）は，1990年代にサルを使った実験で見つかりました。実験では，人が餌をつまんでいるところをサルに見せます。するとサルのある脳部位が活動しました。今度は，同じサルに自分で餌をつまんでもらいました。すると，先ほどと同じ脳部位が活動しました。人が何かをするところを見ても，自分が同じことをしても，同じニューロンが活動したというわけです。このように鏡のように活動する神経細胞として「ミラーニューロン」と名付けられました。

　これは私たちが，相手の行為を単に目から入る情報として理解しているのではないことを示唆しています。相手の行為を自分の**運動実行に関わる部位で理解**しているという非常に重要な発見でした。もう一つ重要なことがあります。それはミラーニューロンが相手の動作を見たときも，（同じ動作を）自分で運動実行するときも活動しますので，このニューロンが相手の動作をまね（模倣）するときに使われているはずだということです。赤ちゃんが養育者の動作を模倣することは，さまざまな行為とその意味を学

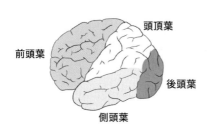

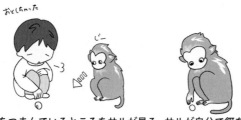

人が餌をつまんでいるところをサルが見る　サルが自分で餌をつまむ

同じ場所が活動する

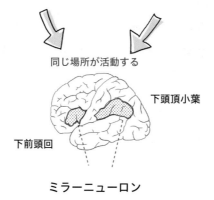

ミラーニューロン

ぶうえで重要ですが，それもミラーニューロンのおかげなのです。さらに文化の基礎は模倣であるといわれるように，創造を生み，情報を伝達・継承し，文化を築くうえでも，また他人とのコミュニケーションにおいても重要な役割を果たしているのです。

　ミラーニューロンは脳の下前頭回という前頭葉の下のあたり，そして頭頂葉にも存在します。下前頭回は島（とう）（insula）という場所に結合しており，さらに島は感情中枢の要である扁桃体にも結合しているため，共感はこの辺りで生じると考えられています。（島や扁桃体についてはのちに詳しく紹介します。）

## コラム：ミラーニューロン

　最近では当初考えられていたよりも広い範囲にミラーニューロンが存在すると考えられています。たとえば，下前頭回以外の運動関連領野や痛み中枢の一つである前帯状皮質です。前帯状皮質のニューロンは，他者が痛みを感じている様子を見るだけで，自己の痛み中枢である前帯状皮質のニューロンが活動します。これもミラーニューロンとして分類されます。

　また自分が物を割るという動作をするときに応答するニューロンの中には，物が割れたときの音を聞くだけで反応するニューロンもあります。このようなニューロンを視聴覚ミラーニューロンと呼ぶことがあります。つまりこのニューロンは，物が割れた音を聞くことによって，誰かが物を割ったと認識していると考えられます。実は左の脳の下前頭回は，言語処理に重要な場所で，ブローカ野という名前がつけられています。ここに視聴覚ミラーニ

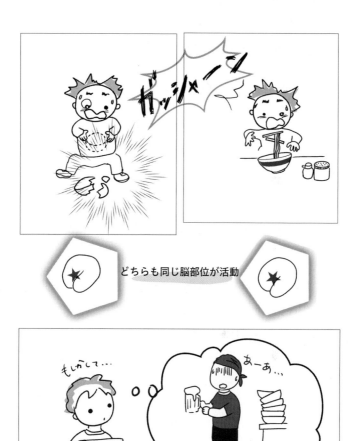

どちらも同じ脳部位が活動

割れた音を聞くだけで，誰かが割ったと思う

ューロンがあるということは，聞いた音声を自分でまねできる，つまり復唱できるということにつながるのです。この復唱機能が幼児の言語の獲得に重要な役割を果たしていることは言うまでもありません。

前帯状皮質は脳の中央あたりに位置する

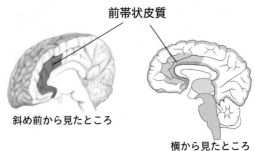

前帯状皮質

斜め前から見たところ

横から見たところ

脳を左右で分けたとき
（両図は右脳にあたる）

## 1.3　痛みの共感

　痛みの共感もまた，このミラーニューロンと密接に関係していることが多くの研究からわかりました。たとえば，相手が非常に痛がっているところを見ると，自分が痛みを感じたときに反応する中枢（**ペインマトリックス**といいます）が活動することが知られています。自分は全く痛くないのに，相手が痛がる様子を見るだけで自分の痛み中枢が活動するのです。

　さらにはこんな実験もあります。実験参加者に，他人が腕に針を刺されるような場面を見せます。それと同時に参加者の腕の筋

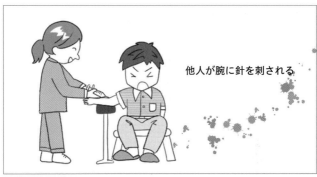

他人が腕に針を刺される

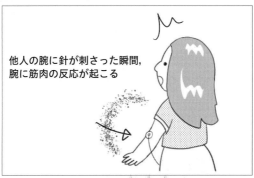

他人の腕に針が刺さった瞬間,
腕に筋肉の反応が起こる

相手が痛いのを見るだけで
（自分の）痛み中枢が反応

肉の電気活動を測定しておきます。すると，腕に針が刺さるのを見た瞬間，参加者の腕に特異的な電気活動変化が見られました。しかもこの電気活動の大きさは，より強い痛みを感じているであろうと（見ている側が）思った程度に比例して，より大きく変化しました。このように，痛みを感じている人を見ると，それと同じような**運動反応が自分の脳内でも起こる**ことが実験的にわかっています。

　私たちはミラーニューロンがあるおかげで，別々の個体でありながら，お互いを理解したり，一緒に悩んだりすることができるのです。このような脳の仕組みが社会的な絆のもとになっているともいえるでしょう。

## 1.4　ふれあうと同期する脳

　カップルである二人がふれあうと，別の個体であるにもかかわらず生理的な反応で同期が起こるといいます。同期とは，わずかな時間差はあるものの，ほぼ同じように（時間的に）変化することをいいます。わずかではあるものの時間差があることや完全に活動（の波形）が一致しているわけではない場合は，完全な同期ではないので，いわゆる一般化同期というべきなのですが，通常は単に同期といいます。

　男性がカップルの女性に触れていると，二人の呼吸が次第に一致するということは昔から知られていました。ですが，触れている間に女性に実験的な痛み刺激を与えた場合，呼吸数だけでなく二人の心拍数までが一致することが最近の研究でわかりました。

ふれあいにより，生理的な部分で同期が生じる

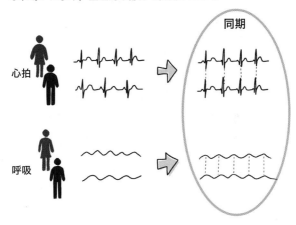

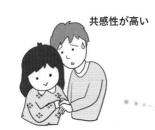

共感性が高い

鎮痛レベルが高い

脳波の同期
が高まる

さらに，ふれあっている二人の脳波活動までもが同期していたというのです。1.1節で，男性の共感レベルが高いほど相手女性の鎮痛効果は大きくなることを紹介しました。この実験では男性の共感性が高く相手女性の鎮痛レベルが高いほど，相手に触れた際の**脳波活動の同期（脳間カップリング）は強まっていた**といいます。

　これは二人の脳波活動の同期がふれあいによって起こったといえるわけですが，人と人が言葉でコミュニケーションをとることでも二人の同じ脳部位が活動することがわかっています。手を握る，ふれあうという直接的なインタラクションでなかったとしても，対話などのコミュニケーションをとることによってミラーニューロンのおかげで少しずつお互いの脳活動がかみ合っていけば，お互いを理解することができるのです。

## 1.5 　"なでる"速さはどこからくるのか

　ここまでふれあいについてみてきましたが，たとえば子どもやペットが気持ちよさそうに寝ているときに，そばに行って「なでる」としましょう。皆さんはどのようになでるでしょうか。

　なでる速さについて興味深い研究があります。母親が子どもをなでるときは，その手の動く速度はだいたい一定になります。そのペースはどこから生み出されるのかというと，実は母親の心拍と関係するというのです。少し詳しくいうと，なでる速度はなでる前の母親の平均心拍数と相関があり，これがペースメーカーになっているのではないかといわれています。はやく寝かしつけよ

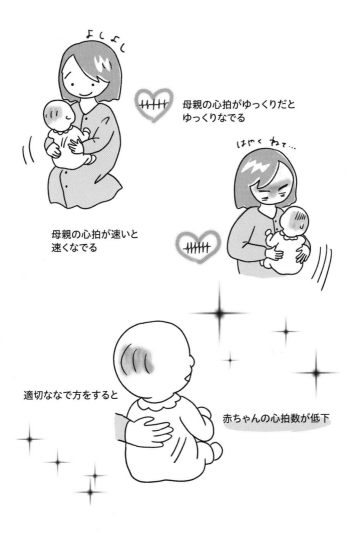

よしよし

母親の心拍がゆっくりだと
ゆっくりなでる

はやく ねて…

母親の心拍が速いと
速くなでる

適切ななで方をすると

赤ちゃんの心拍数が低下

うとするなど母親が焦っていて心拍数が高いと速くなで，母親が
ゆったりとしていて心拍数が低いとゆっくりなでるという感じで
す。これは皆さんも何となく実感があるのではないでしょうか。

　そして，生後9か月の赤ちゃんに対して適切ななで方をすると，
**赤ちゃんの心拍数が低下**したという報告もあります。きっと赤ち
ゃんが安らいだからでしょう。この適切ななで方と安らぎについ
ても後述します。


## 1.6　心の痛み

　私たちは社会的な存在だといわれています。人から仲間外れに
されると心が辛くなりますよね。実はこの心の痛みを感じる脳の
部位は，実際に物理的な痛みを感じたときに活動する脳の部位と
同一であることがわかっています。

　痛み中枢（ペインマトリックス）については1.3節で触れました
が，痛み中枢とは，痛いときに「痛い」という感情を生じさせる
場所だと思ってください。大きく分けて2か所あり，一つは一次
体性感覚野や二次体性感覚野と呼ばれているところで，私たちの
触覚や痛覚などの感覚（体性感覚といいます）を処理していると
ころです。これは頭頂葉に位置し，脳の比較的表面にあります。
もう一つの痛み中枢は**背側前帯状皮質**と**島**という場所にあります。
こちらは脳の表面ではなく内側にあります。

　一次体性感覚野や二次体性感覚野は，痛みに対してクールに分
析する場所です。痛みはどこの場所で生じていて，どのくらい強
いのかということを判断しています。一方，背側前帯状皮質や島

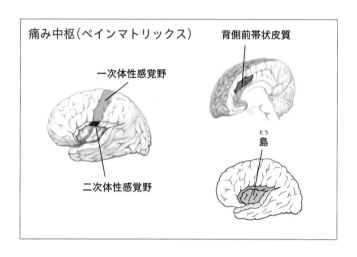

痛み中枢（ペインマトリックス）

背側前帯状皮質

一次体性感覚野

二次体性感覚野

島
とう

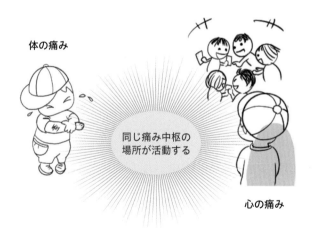

体の痛み

同じ痛み中枢の
場所が活動する

心の痛み

は苦痛や不快感に直結しています。「もう痛い痛い！」というような感情的な部分に関わっています。ここは後述する感情中枢の一部にもなっている場所です。

　自分が人から仲間外れにされると，痛み中枢の中でもこの背側前帯状皮質や島が活動することがわかっています。心の痛みでも身体的な痛みでもいずれも脳の**同じ痛み中枢の場所が活動**しているといえるのです。そして，同じ部位だからこそ，共感やふれあいは物理的な痛みのみならず心の痛みをも軽減するということなのでしょう。

# 第 2 章

# 体の「外の世界」と「中の状態」
# がわかる仕組み
## ——外受容感覚，内受容感覚と能動的推論

## 2.1　3つの感覚

　冒頭でも紹介しましたが，ウェルビーイングを考えるときに大切になるキーワードは，「環境への適応」です。私たちは絶えず変化する環境にいながら，一方で，体も心も一定の機能を保つことができている。——これこそが適応だといえます。そして脳にはこの機能が備わっているのです。

　その適応に必要な第一ステップは，脳が環境を正しく捉えることでしょう。脳は頭蓋骨に覆われており，直接外の世界を知ることができません。では何を手がかりに環境を把握するかというと，感覚です。感覚といえば直感や好き嫌いのようなイメージがわくかもしれませんが，ここでいう感覚は（脳から見た）すべての外界にまつわる情報です。この節では感覚について一緒に考えてみましょう。

　感覚は，シェリントンによって3つに分類されています。あまり聞きなれない言葉ですが，外受容感覚，自己受容感覚，そして内受容感覚の3つです。

| 外受容感覚<br>（五感） | 自己受容感覚 | 内受容感覚<br>（内臓感覚） |
|---|---|---|
| <br>視覚 | <br>筋感覚 | <br>消化器 |
| <br>聴覚 | <br>平衡感覚 | <br>呼吸器 |
| <br>味覚 | | <br>循環器 |
| <br>嗅覚 | | <br>血管など |
| <br>触覚 | | |

**外受容感覚**は簡単にいうと私たちが五感と呼んでいる視覚, 聴覚, 味覚, 嗅覚, 触覚です。

**自己受容感覚**には2つの感覚があります。一つは筋肉の感覚です。私たちは目を閉じた状態でも自分の手足の動きがわかります。それは筋肉から出された信号が脳に届いているからです。筋肉が, 今こういう状態だと伝えてくれているのです。もう一つは平衡感覚です。皆さんは目を閉じても体の傾きがわかるでしょう。

**内受容感覚**は内臓感覚のことです。内臓感覚というとピンと来ないかもしれませんが, お腹が痛いとか, お腹が空いたという感覚もすべて内臓感覚です。内臓や内臓を包む膜に分布しているさまざまな機械受容器やpHセンサー（pHとは, 酸性・アルカリ性の程度を表す）が脳に信号を送っているのです。

ところで皆さんは, お腹が空いたとかお腹が痛いとかいう感覚はすぐわかるかもしれません。しかし, すべての人にこの感覚が備わっているわけではないのです。たとえば, お腹がいっぱいになったとかお腹が減ったという感覚がわからない人もいます。そういう人は, 時間になれば必ず適量の食事を摂ることを繰り返していく必要があります。私たちは, 自分の中にある感覚は当たり前のように他の人にもある気がしてしまいますが, 決してそうではないのです。

以下では3つの感覚のうち, 主に外受容感覚と内受容感覚についてより詳しく紹介していきます。

## 2.2　外受容感覚の例——網膜からの信号

　私たちは，遠くの景色も近くにある物もきれいに見ることができます。そして外界の光景も外界に存在する物体も3次元（立体）構造をしています。

　この光景や物体から反射する光が，眼のレンズを通して網膜上に像を結びます。これが網膜像です。網膜という2次元に映し出された網膜像もまた2次元です。ではなぜ私たちには3次元の立体として見えているのでしょうか。

　網膜像はまず網膜に存在する細胞によって電気信号に変換され，脳の後ろ側（後頭葉；視覚野）に伝えられます。ちなみに網膜像が電気信号に変換される仕組みは，私たちが使うスマホのカメラやビデオカメラなどと同じ仕組みです。2次元網膜像は網膜で電気信号に変換され，後頭葉に伝えられ，そこで外界の3次元（立体）の構造を推論しているのです。

　ちなみに，2次元の写真や絵画などが立体的に見えるのも後頭葉で推論しているからなのです。後頭葉の一部が障害されると絵画を見ても立体感が得られないこともわかっています。逆に，うまく写実的に物体を描くと，平面に書かれた絵だと思わず，つい手で触れようとしてしまうことさえあります。


## 2.3　私たちが見ているのは頭の中で推論した世界？

　私たちが自然の景色を見たとき，小さく見える山は遠くにあるように感じます。これはなぜでしょうか。本来は非常に大きいは

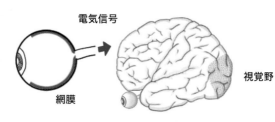

網膜に映った像が後頭葉（視覚野）に伝えられる

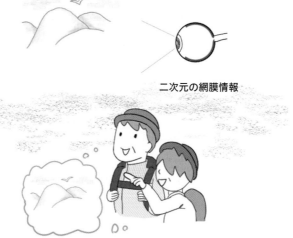

３次元に見えるのは，脳が推論しているから

ずの山が，（網膜上で）小さく映っているために，脳が（勝手に）山を遠くにあるものと判断（推論）して，私たちにそう理解させているのです。また，その山すその一部が消えて，別の山が接しているという網膜像では，山同士が重なり合っていると判断します。これも脳が（勝手に）奥行き（手前と奥）を推論しているためです。他にも，網膜像に明るい部分と暗い部分があれば，明るい部分が出っ張りで，暗い部分がへこみであると認識します。ハイライトと陰影をつけたメイクが小顔に見えるのはこのためです。

　他にもあるのですが，こうしたさまざまな脳の推論により，私たちは2次元を3次元のように知覚します。さらに，このような脳の推論機能を利用してスクリーン上に臨場感あふれる3Dムービーを映し出すことも可能です。

　これこそが私たちに備わっている知覚という機能です。推論というと，通常は意識的にああでもない，こうでもないと考えることを指しますが，知覚の場合は無意識のうちに一瞬で推論できてしまうので驚きです（無意識的な推論ということで無意識的推論といいます。これは，日本では江戸時代末期の頃に活躍したドイツの天才ヘルムホルツの言葉です）。

　ちなみに3次元の外の世界は「隠れ状態」といわれます。なぜ隠れ状態かというと，私たちには直接わからない世界の状態だからです。私たちに与えられた手がかりは網膜像だけであり，2次元の網膜像から3次元世界を推論する，それが脳の機能です。

脳が（勝手に）山が重なり合っていると判断している

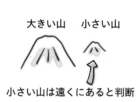

大きい山　小さい山

小さい山は遠くにあると判断

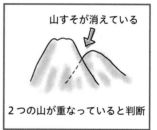

山すそが消えている

2つの山が重なっていると判断

明るい部分

暗い部分

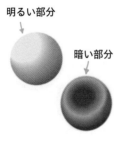

出っ張っている，へこんでいると判断

暗い部分はへこんでいると
判断するため…

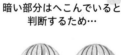

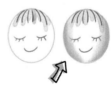

顔の周囲に陰影があると
小顔に見える

## コラム：なぜ速球を打てるようになるのか

　ボールが転がって遮蔽物の後ろに隠れたとします。すると生後6か月をすぎると小さな赤ちゃんでも，そのうち反対側からボールが出てくるだろうと予測します。私たちはあらゆる出来事の未来を予測しながら理解をしているのです。なぜ私たちは常に予測をしなければならないのでしょうか。先にも述べたように，私たちの脳は電気信号によってさまざまな出来事を処理しています。しかし電気信号が伝わる速度は比較的ゆっくりしていて時間がかかるのです（ヘルムホルツが最初に神経の伝導速度を測定しました）。さらに（シナプスと呼ばれるニューロン間の接続部分で）複雑な化学変化によって処理されますので，これも大きな遅れの要因となります。そのため私たちが外界の出来事を適切にオンラインで処理するためにはどうしても予測処理が必要なのです。

　（教習所で習うことですが）車を運転中に突然人が前に飛び出してきたとしてブレーキをかけようとしても，ブレーキをかけようと思った瞬間に車が止まるわけではありません。危ないと思った時点から足が動くまでの時間，さらに足が動いてからブレーキがかかるまでの時間が相当長いのです。実験では次のようにしてこの時間を計ります。ディスプレイの真ん中に光がついたら，手元のキーを押すという単純な課題をします。するとこんな単純な課題であっても，光がついてからキーを押すまでの時間はほぼ0.2秒かかることが知られています。この長さは成人ではほぼ一定であり，いくら反射神経の優れたスポーツ選手であっても変わることはありません。これは光が網膜に入ってから運動野のニューロ

ンが活動し，その電気信号が筋肉に到達し，筋肉を収縮させるまでの時間なのです。スポーツ選手の素早い動作は，対戦相手に対する予測能力が高いからこそ可能になるといえるのです。

　予測処理を行うのは何も人間だけではありません。鳥も同様に予測処理を行っていることが知られています。カツオドリという鳥は海の中を泳ぐ魚を食べます。カツオドリは海の中の魚を見つけると羽を広げて全速力で追いかけるのですが，羽を広げたまま海中に突入することは怪我をするためできません。そこで彼らは突入する直前に羽を閉じて海中に突入します。この羽を閉じるタイミングについて研究がされたのですが，興味深いことに鳥たちはその時々の飛ぶ速さによって海面までの衝突時間を計算して閉じているということがわかりました。つまり速度が速ければ速い

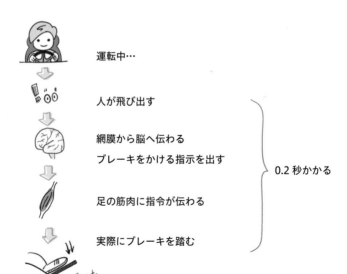

運転中…

人が飛び出す

網膜から脳へ伝わる
ブレーキをかける指示を出す

足の筋肉に指令が伝わる

実際にブレーキを踏む

0.2 秒かかる

ほど海面から離れたところで羽を閉じるのです。このように鳥も
また予測処理を行っています。

　野球においても同様で，高速のボールを打つためには，投手が
投げるボールのコースを予測し，次にボールがバットに当たるま
での衝突時間も計算に入れて，さらに神経の遅れ時間などを考慮
してボールを打つ練習をしなければなりません。結構難しい動作
ではありますが，最近では AI の進化によって，ボールを打つこ
とができるロボットも登場してきました。

## 2.4　内受容感覚の例——内臓からの信号

　先述のように，個人差はあるものの，前の食事から時間が経て
ば多くの人はお腹が空いたと思うでしょう。この感覚は内臓から
の感覚（内受容感覚）です。では，私たちはどのようにして内臓
の感覚を理解しているのでしょう。

　まず内臓から自律神経を通って（内臓の感覚に対応する）電気
信号が脳にやってきます。そこから，今，内臓の状態はどうなっ
ているのだろうということを脳が知覚するのです。

　2.2節では視覚の説明をしましたが，内臓の知覚も実は**同じ方
法によって処理**していることが最近わかってきました。脳にとっ
てみれば，体の外の世界も体の中にある内臓も同じ「外の世界」
あるいは「環境」です。通常は体の外の世界を外環境，体の中の
環境を内環境と呼びます。脳は両方を同じように処理しているの
です。つまり，「外の世界はきっとこうなっているんだろう」と
知覚するように，内臓に関しても「今きっとこういう状態になっ

2

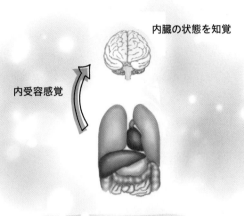

内臓の状態を知覚

内受容感覚

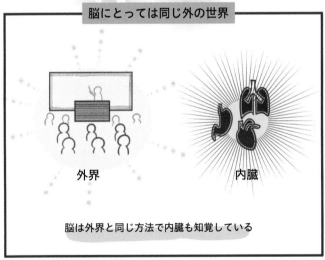

脳にとっては同じ外の世界

外界

内臓

脳は外界と同じ方法で内臓も知覚している

ているんだろう」と知覚しているのです。

　お腹が痛い，胸やけがする，ドキドキする，息苦しい，お腹がいっぱいだ，トイレに行きたい，など，内臓に関する感覚はたくさん思いつきます。私たちは常日頃，こうした感覚を胸やお腹のあたりで知覚しているわけではありません。これらも，内臓からの感覚信号（内受容感覚）が脳に伝わって，はじめて知覚することができるのです。

## 2.5　自分の体の状態も推論している

　内臓からの信号は島（とう）に届けられます。島は両耳の少し上のあたりに位置し，脳表面より少し奥まった場所にあります。島は内臓からの信号をもとに内臓が今どのような状態にあるかを常時モニタリングしているため，内臓感覚皮質と呼ばれています。

　一方で，脳には内臓運動皮質もあります。これは**前帯状皮質**にあり，内臓を動かす役割をしています。内臓は内臓自体が勝手に動いているのではないかと思うかもしれませんが，その動きをさらに上部からコントロールするという働きがあるのです。

　たとえば皆さんが山歩きをしているとき，突然，目の前の草木が揺れガサガサと大きな音がしたとしましょう。びっくりして心臓がドクンとしたり，体がこわばるかもしれません。その時，内臓はどのような信号を出すでしょうか。心臓の筋肉の収縮力，動脈にかかる圧力などの内臓信号が脳幹や視床および視床下部を通じて島に送られます。それらを受けて脳は"体が何らかの緊張状態にある"と推論するかもしれません。

2

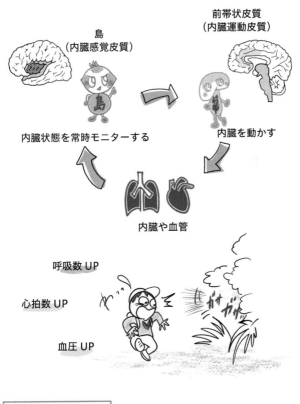

島
（内臓感覚皮質）

前帯状皮質
（内臓運動皮質）

内臓状態を常時モニターする

内臓を動かす

内臓や血管

呼吸数 UP

心拍数 UP

血圧 UP

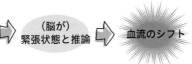

身体状態の変化
（たとえば心臓内圧）

外界の変化
（ガサガサという音や草木の動き）

（脳が）
緊張状態と推論

血流のシフト

すると今度は，島が前帯状皮質へ信号を送ります。その信号を受けた前帯状皮質は，さらなる信号を内臓や血管へと送ります。たとえば，内臓に分布する血管を収縮させ脳や筋肉に分布する血管を弛緩させれば，より多くの血液を内臓から脳や筋肉へシフトできるでしょう。これは，運動の開始と調節にかかわる大脳の運動野が手や足の筋肉に信号を送り外環境に働きかけるのと全く同じです。そうすることで，緊張状態を引き起こしている何かに対して，より速く上手に対処できるかもしれません。

　脳はこのようにして体の外の世界の状態と同じような方法で，体の中についても常に推論し，体に働きかけているのです。

# 第 3 章

# 生命を維持する仕組み
──ホメオスタシスとアロスタシス

## 3.1 生命維持に最も重要なホメオスタシス

　私たちの体は，体温や血圧，血糖値，血中酸素濃度などがある一定範囲内におさまるように設計されています。体温でいえば，外気温が40度の猛暑日でも体温は40度になったりしませんし，冬に体温が０度になったりもしません。常に36度台になるように設計されています。こうした機能を**ホメオスタシス**といいます。人間も動物もこのホメオスタシスが機能しなければ，生命維持は難しくなります。

　では体温のホメオスタシスを例にその機能を紹介しましょう。暑い場所では体は発汗したり，体表面の血管を拡げるなどして熱を逃がしますが，寒い場所では汗腺や血管を締め，筋肉を小刻みに収縮させて体温を上げようとします。こうした働きは主に自律神経によるものですが，他に（体を病気から守る）免疫系や（体の働きを調節するホルモンを体内に分泌する）内分泌系の働きによっても行われています。内臓状態はおもに自律神経によって，島の中央部と後部の内臓感覚皮質へ伝達されます。島では心臓，呼吸，

## 暑い場所では…

・発汗する

・血管を拡げる

⬇

体温を下げようとする

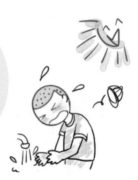

## 寒い場所では…

・汗腺を縮める

・血管を収縮させる

・筋肉を小刻みに震えさせる

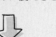

⬇

体温を上げようとする

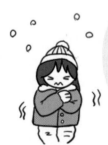

消化，痛み，代謝，免疫機能などの変化に起因する内受容信号からこれらの状態が推論されます。

## 3.2　体の状態を維持するネットワーク

2.5節で内臓信号は脳幹や視床，視床下部を通じて島へ送られると説明しました。しかし，そこに至るまでにやや複雑な回路があります。

内臓・血管から出た信号はまず脳幹に伝わります。脳幹は呼吸や血液循環，摂食など生命維持に最も重要な中枢です。次に，信号は脳幹から視床下部へと伝わります。視床下部には自律神経や内分泌（ホルモン）の中枢があります。そして視床下部から扁桃体（恐怖や嫌悪といった危機を察知する部位）を経由して島に伝わります。島は**体の状態を推論**する部位です。

これを受けた島は前帯状皮質へと信号を送ります。前帯状皮質は島で推論した内容に沿って，**内臓を動かす**役割を担っています。伝わり方は先ほどの逆で，扁桃体，視床下部，脳幹の順に内臓・血管に信号を送ります。

この回路は**ホメオスタシスネットワーク**と呼ばれます。この仕組みにより，外部環境が変化しても生体活動はある一定範囲内に収まることができます。しかし，インフルエンザに罹って高熱を出すことがあるように，一時的にその範囲から逸脱することもあります。

一方で，生命維持に直接関わる呼吸や血液循環は逸脱が許されません。たとえそれが一時的なものであったとしても，生命維持

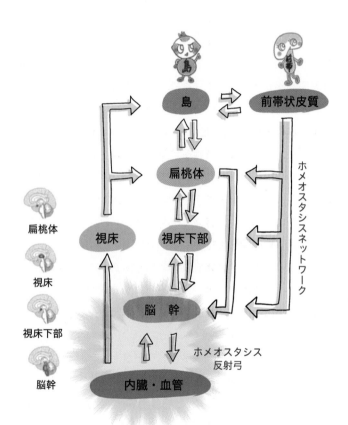

が危うくなってしまうからです。また脳に何らかの障害が発生した際は，脳幹は他の脳部位とやり取りができなくなってしまう可能性があります。もしそうなったとしても，最小限の内臓機能（生命を維持するためだけの最小限の呼吸や心拍など）は保たれなくてはなりません。ですから脳幹と内臓・血管のみで働くループが存在しているのです。これはホメオスタシス反射弓と呼ばれています。

## 3.3　のちの変化に備えるアロスタシス

　ホメオスタシスは，体温や血圧や血糖値の変動など，実際の体への変化を検知したうえで，自律神経などを介した調整をします。しかし，変化が起きてしまってから元の状態に戻すには，実は生体のエネルギーコストも大きいのです。それを回避するために，生物はさまざまな環境の変化を前もって察知し対処します。外部の変化がありそうだと生物が感じたり予測した場合に，体温や血圧や血糖値などさまざまな生体活動がその影響を受けないように，事前に準備したり行動をとるのです。この働きを**アロスタシス**といいます。

　皆さんが夏のカンカン照りの屋外に長時間出ることがあれば，家を出る前に水分を摂ったり，水筒を準備するでしょう。外では木陰を探すかもしれません。これは体温が上がるという将来の体の状態を予測した行動といえます。もし大勢の人が集まる前で自分が発表するとなると，発表前から心臓がドキドキしたり，呼吸が速くなるでしょう。これも人前に立って発表する際の自分の体

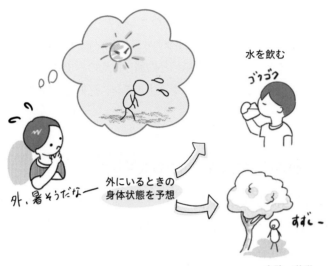

水を飲む

ゴクゴク

外、暑そうだなー

外にいるときの
身体状態を予想

すずしー

木陰へ移動

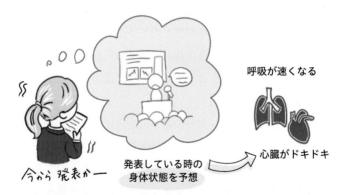

呼吸が速くなる

今から発表かー

発表している時の
身体状態を予想

心臓がドキドキ

の状態を予測して，脳から内臓に信号を送って，後の変化に備えようとしているからなのです。またこれから卓球の試合を始める場面では，血圧も心拍数も上昇します。それは筋肉が運動時に必要とする酸素やブドウ糖を送り届ける必要があるからなのです。また血液の循環が速くなると，肺の酸素吸入と二酸化炭素排出の速度も速くなります。このようにして前もって運動できる状態にするのです。先に述べた内受容感覚によって，脳がこれから必要とする代謝を予測することができます。

　このように，アロスタシスとは**予測制御**を目的とする生物の幅広い機能のことをいいます。体内の予測的調節だけではなく，予測的な準備行動も含まれているのです。

## 3.4　体の状態を維持するために（1）
### ——私たちを動かす動因

　環境の変化によらず体の状態を一定に保つ働きをホメオスタシスといい，呼吸数，心拍数，血圧，血液の pH 値，血糖値，体温，血漿浸透圧，血中酸素濃度などをある範囲に保っていることは，すでに説明しました。ちなみにこの範囲のことを快適帯と呼びます。快適帯にはそれぞれに設定値があり（収縮期血圧，いわゆる"上の血圧"なら110〜120 mmHg），逸脱すると自律神経やホルモン，免疫などの調節機能が働いて直ちに元の状態に戻そうとします。

　これを少し別の角度でみてみましょう。先ほどの呼吸数，心拍数，血圧，血液の pH 値，血糖値，体温，血漿浸透圧，血中酸素

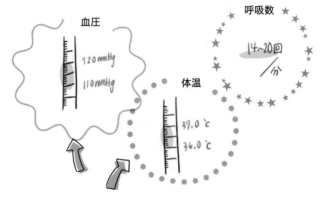

血圧

120 mmHg
110 mmHg

体温

39.0 ℃
36.0 ℃

呼吸数

14〜20回
／分

これらの快適帯を逸脱すると，
元に戻そうとする力が働く

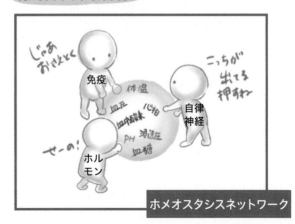

じゃあ
おさえとく

免疫

体温
血圧　心拍
血中酸素
PH　浸透圧
血糖

こっちが
出てる
押すね

自律
神経

せーの！

ホル
モン

**ホメオスタシスネットワーク**

濃度などの生理的変数をまとめて n 次元ベクトル（この例では 8 次元になります）とすると，n 次元空間のごく限られた空間に，体の状態を位置づけているのです。またホメオスタシスネットワークによって，私たちはこの限られた空間を何度も何度も頻繁に訪問しているとも考えられます。

　もしある生理的変数がその設定値から逸脱した場合，元のホメオスタシス状態に戻るように私たちに動因（ドライブ）がかかります。血糖値が下がれば甘いものを食べようとし，血漿浸透圧が上がれば水を飲もうとします。甘いものが欲しいとか，水が飲みたいというこの感覚が，私たちを動かす動因なのです。自分にとって好ましいものというのは，このホメオスタシス空間を訪問する頻度を上昇させるものだともいえます。

## 3.5　体の状態を維持するために（2）
### ――予測と実際の誤差を最小にする機能

　先ほど述べたように生理的変数（血圧や体温など）にはそれぞれ設定値があります。もちろん脳内に℃（体温）や mmHg（血圧）という数値があるわけではないでしょう。では脳はどのようにしてホメオスタシスの逸脱に気づき修正を行っているのでしょうか。

　脳は，（血圧や体温が）もしその設定範囲内に収まっていたら，内臓や血管はこんな状態になっているはずだ，という信号を出しているのです。内臓状態の予測という意味で，**内受容予測信号**といいます。

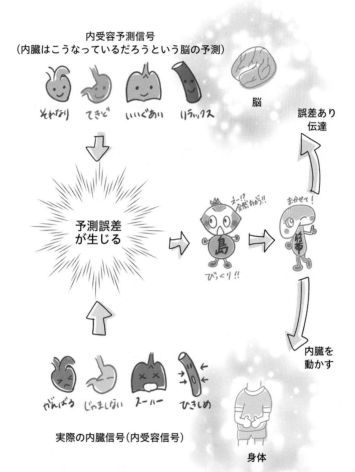

内受容予測信号
（内臓はこうなっているだろうという脳の予測）

それなり　てきど　いいぐあい　リラックス　　　脳

予測誤差
が生じる

誤差あり
伝達

まかせて！

びっくり!!

内臓を
動かす

がんばる　じゃましない　スーハー　ひきしめ

実際の内臓信号（内受容信号）

身体

　一方，内臓からは実際の状態（**内受容信号**）が絶えず脳へ伝えられています。脳は予測している状態と実際の状態とを比較して，ズレやその程度を検知しているのです。もしホメオスタシス状態から逸脱すれば予測と実際の間で誤差（**内受容予測誤差**）が生じ，誤差を最小にするように体が機能します。ホメオスタシス状態を維持するため，脳と体は誤差がゼロになるまでこのやり取りを行います。具体的には，内臓からの信号を受け取り，予測誤差信号を内臓運動皮質である前帯状皮質に送るのが，内臓感覚皮質である島の役割です。そして前帯状皮質から内臓へ運動信号が送られて，内臓の状態が変化すると，それに対応する内受容信号が再び島に伝えられます。これを繰り返して予測誤差が小さくなる，つまり望ましい状態が維持されるのです。

　誤差を最小にするためのやり取りの一例を紹介しましょう。前の食事から時間が経過して血糖値が予想されるレベルを下回った場合，先ほどの仕組みにより内受容予測誤差が発生します。この「誤差がある」という信号はさらに上位の中枢では「空腹感」として認知されます。同時にこの「誤差がある」という信号は視床下部や脳幹に伝わり，自律神経や内分泌の活動を変化させます。たとえば肝臓や筋肉に蓄えられている糖を血液中に放出して血糖値を上げたり，消化管ホルモンを出して消化や分解に備えたり，または空腹感から甘いものを見つけて食べようとします（アロスタシス機能）。このように体は同時にいくつものチャネルを使い，血糖値を設定範囲に戻すことができるのです。

# 第 4 章

# ウェルビーイングを求めて

## ──感情，予測誤差と幸福感

## 4.1 感情の強さを司る情動覚醒ネットワーク

　本書の冒頭では，私たちが生命を維持する（ホメオスタシス）のと同じ方法を用いて，精神的あるいは社会的営みを行っていると述べました。これを脳科学の観点から説明しましょう。

　私たちの脳には感情の強さをつかさどるネットワークが存在します。これを**情動覚醒ネットワーク**といいます。面白いことに，このネットワークはホメオスタシスネットワーク（3.2節）と重複しているのです。もう少し具体的に説明しましょう。

　感情の大小は覚醒度というもので表現できるとされています。驚きの感情でたとえると，突然近所の犬に吠えられて少しびっくりすることもあれば，あやうく事故に遭いそうになり非常にびっくりすることもあるでしょう。この時，驚きの強さは情動覚醒ネットワークという神経回路の興奮度合いで決まります。つまり，犬が吠えられたときにネットワークが少し反応すると，私たちは「少しびっくりした」と感じます。一方で，事故に遭いそうな瞬間はネットワークが強い信号伝達を起こし「非常にびっくりし

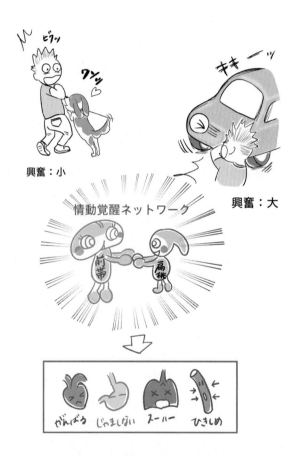

興奮：小

興奮：大

情動覚醒ネットワーク

た」と感じます。同じ感情でも強い弱いがありますが，それを主にコントロールしている場所は**前帯状皮質**と**扁桃体**です。

　情動覚醒ネットワークは第3章で解説したホメオスタシスネットワークと同じ仕組みで伝達されています。まず，内臓・血管から脳幹を経て視床下部，扁桃体に信号が行き，その後，島へと信号が伝わります。ちなみに「びっくりした」などといった私たちの感情は，島を中心とするネットワークで生じているとされています。

　次に島は前帯状皮質に信号を送ります。前帯状皮質は内臓運動を司る場所ですから，前帯状皮質が出す信号は，内臓や血管の状態を変えるための信号です。具体的には，扁桃体，視床下部に対してホメオスタシス反射弓の設定値を変える信号を出します。体温なら36.5度付近に維持されていますが，この値が設定値です。したがって，設定値を変更することによって体温を38度付近に変更，維持することもできるのです。また，心臓の筋肉を強く収縮させる信号を出すことで血圧を上げることができます。驚いて回避行動をとろうとすると，心臓は酸素を脳や筋肉に供給するためにより多くの血液を送り込む必要があり，代わりに抹消の血管が収縮します。びっくりしたときに血圧が上がるのはこのためです。

　このように情動覚醒ネットワークとホメオスタシスネットワークでは，脳の部位と伝達経路が非常に似通っているのです。

## 4.2　2つの感情特性――感情価と覚醒度

　感情は基本的に，感情価（快／不快）と覚醒度（活性化／穏や

感情はこの2つによって決まる

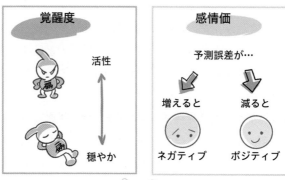

覚醒度

活性

穏やか

感情価

予測誤差が…

増えると　減ると

ネガティブ　ポジティブ

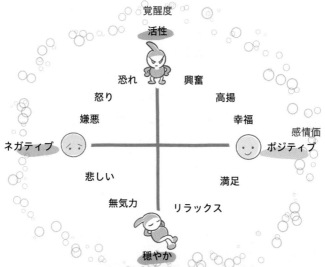

覚醒度

活性

恐れ　興奮

怒り　高揚

嫌悪　幸福

ネガティブ　感情価　ポジティブ

悲しい　満足

無気力　リラックス

穏やか

か）という2つの心理的特性によって決まるとされています。先ほど驚きと覚醒度について説明しましたが，ここでは感情価について考えてみましょう。

　そもそも感情は，身体の内部状態とそれが引き起こされた文脈情報（外受容，自己受容感覚などによる）によって決まります（感情の2要因論といいます）。先ほどのたとえですが，目の前に急に動く物体が現れ，大きな音がします。脳の上位の中枢ではこの情報を「車が飛び出し急ブレーキをかけた」と推論したとします。体は硬直し血圧は非常に上がっています。内臓状態を知らせる内受容信号と，それを引き起こしたと推論された原因を知らせる信号が，島で統合されます。その結果，驚きや怒りといった感情が生まれます。自分に近い場所で起これば起こるほど，そして血圧や心拍数が上がれば上がるほど，驚きや怒りの感情は強まるでしょう。つまり感情とは「人間と環境との関係の神経生理学的バロメータ」であるといえます。環境の状態を直感的に知るために，私たちは感情をもっているともいえるのです。

　そして感情価（快／不快）を決めるのは，環境や内臓状態に対する**予測誤差**の時間変化の仕方であることもわかっています。一般的には，予測誤差が減少する（ゼロに近づく，つまり予測通りである）とポジティブな感情になり，予測誤差が増加するとネガティブな感情になります。予測誤差は，私たちが感じる環境の不確実性を反映しているといえます。このような観点から，予測誤差が増減する際の時間的な経過に基づいて，どのような感情が起こるかということも検討されています（より詳しい分類は Joffily & Coricelli（2013）や乾（2018）を参照してください）。

ちなみに，明確な原因（内部状態が引き起こされた文脈）がわからないまま長期間続く感情が，いわゆる「気分（ムード）」に対応すると考えられています。

## 4.3　ウェルビーイングにもかかわる予測誤差

　先ほど，予測誤差が減少する（ゼロに近づく）と私たちの感情はポジティブになると述べました。これは比較的短い時間に予測誤差が減少する場合を想定しています。では，長期的な視点でみるとどうでしょうか。

　ここで本書のキーワードであり，冒頭でも紹介した**ウェルビーイング** well-being という言葉をあらためて確認しましょう。ウェルビーイングとは，人が幸福で，肉体的，精神的，社会的に満たされた状態のことをいいました。ウェルビーイングはしばしば「幸福」と訳されますが，一時的な幸福感とは少し異なります。「喜び pleasure」や「幸福 happiness」に満ちた人生と表現される場合もありますが，どちらかといえば，人間としての可能性を成就すること，実現することの意味合いが含まれています。

　このように長期的な目線でみたポジティブな感情についても，長期的な予測誤差の減少の結果だといえるでしょう。逆に，不確実性が高い，あるいは不確実なことが多いとネガティブな感情になることも，直感的に理解できるでしょう。

　もちろん，一時的には予測誤差の増加も多々経験しますし，長期的な努力も必要になることでしょう。そうした中でも，ポジティブな感情価をより多くより長い期間にわたって経験するという

幸福で肉体的，精神的，社会的に満たされた状態

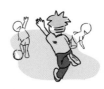

ウェルビーイング

一時的には予測誤差の増加も経験

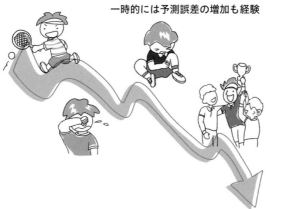

大
⇧
予
測
誤
差
⇩
小

人間としての可能性の成就，実現

ことが、おそらく私たちのウェルビーイングの気分（ムード）の経験になるのではないでしょうか。

## 4.4 ウェルビーイングの向上と維持

本書の冒頭でも述べたように、ウェルビーイングは、社会的関係、生活の目的や意味、個人の成長や達成感などを包括した「幸福感」の概念です。この点が重要なので、少し詳しく説明しましょう。

すべての生き物は、環境の不確実性（エントロピーといいます）を最小にしようとして、環境と相互作用を行いながら、一定期間生存していることが知られています。つまり私たちは不確実性をできる限り抑えて、外部環境、内部環境の変化を予測できるようにしているのです。また環境の状態を直感的に知るために感情をもっているのだということを4.2節で説明しました。そこでは、予測誤差がキーワードになりました。

できるだけ正確な予測ができるように、私たちは常に環境からの情報に基づいて、よりよい予測能力を学習しているのです。この学習は、自動的に（つまり意識に上らずに）行われることが多いのですが、大きな情報を得るために内発的に生じる「好奇心」もこのためにあると考えられています。

したがって、優れた予測能力をもち、**長期間にわたって予測誤差を小さくする**ことが、上に述べたウェルビーイングの向上と維持につながるのです。薬物中毒のように一時的かつ限られた幸福感が得られても、それはウェルビーイングにはつながらないこと

も容易にわかると思います。予測誤差の変化の結果が感情であることも前節で述べました。したがって，私たちは感情を感じながら予測誤差を小さくしているのです。外部環境も内部環境も絶え間なく変化しますので，恒常的に予測誤差を小さくすることが大切なのです。なお，さまざまな理由でうまく予測できなくなると，精神疾患や発達障害につながることも知られています（乾，2018，乾・阪口，2022）。

## 4.5　ポジティブな予測誤差とネガティブな予測誤差

　私たちが毎日生きていくうえでも，そして幸せに暮らすためにも，さまざまな環境変化を意識的にも無意識的にも正確に予測できることが必要であるといわれています。しかし環境は常に変化するものですから（あの人は昨日は機嫌がよかったが今日は悪い，昨日は寒かったけれど今日は暖かいなど），そもそも環境の変化を正確に予測すること自体が難しいはずです。結局のところ，私たちは予測した結果が正解だったのか不正解だったのかを，予測誤差に基づき一つひとつ学習していかなければなりません。

　予測誤差には2種類あります。一つは，結果が期待していたよりもよかった，つまりポジティブな予測誤差であり，もう一つは，結果が期待していたよりも悪かった場合，つまりネガティブな予測誤差です。たとえばテストの結果が返ってきて，苦手な数学で思ったよりよい点数が取れたけれど，5教科全体では前よりも少し悪かったとしましょう。皆さんならどちらの結果に着目しますか？

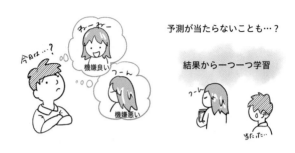

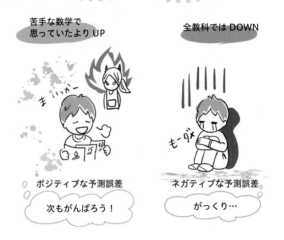

そもそも多くの人は楽観主義バイアスをもっています。楽観主義バイアスとは，好ましいことが起こる確率を過大評価し，好ましくないことが起こる確率を過小評価する傾向のことです。つまり現実的ではなく楽観的なのです。この場合，楽観主義バイアスによってポジティブな予測誤差（この場合ですと数学で思ったより

点数がとれた）を優先して学習すれば，次も頑張ろうという意欲
がわくでしょう。極端な楽観主義バイアスへの偏りはよくないか
もしれませんが，まずは**ポジティブな予測誤差を優先**して学習し
ていくことで，難しいことにも立ち向かっていく動機づけが得ら
れる可能性があります。

　一部ではネガティブな結果を過剰に学習するケースもあります。
自分の能力に対しネガティブな方向ばかりに着目し，そこに凝り
固まった考えをもってしまいます。なぜかというと，普段から自
分をネガティブに評価しておくことで，この先ネガティブな予測
誤差を受ける可能性を低くすることができるからです。テストの
例でいえば「テストの結果はやっぱり悪かった。でも自分の能力
はこんなものだし予想通りだ」とショックを減らすことができま
す。

　このように自己防衛的で悲観的なバイアスは，不安傾向が高い
人に多く見られます。また，ネガティブ感情（不安や恐怖心など）
が強いと予期せず起こったネガティブな出来事の影響を受けやす
く，不安障害を発症するリスクになります。


## 4.6　依存症とウェルビーイングの違い

　私たちの健康は内環境や外環境の状態に依存していますが，環
境を予想以上に理解できるようになったとき，つまり予測誤差が
予想外に小さくなったときに一時的な幸福感が得られることが知
られています。そして自分がとった行動で大きな予測誤差の低下
が生じたときにポジティブな感情が生まれるようです。

しかし，依存症の場合，依存している物質によって一時的な幸福感を最大にすることはできますが，自分と環境との関わり方が適切ではないといえます。物質の使用に伴ってドーパミンが継続的に放出されるため，無限に満足感が得られるかのように思えるだけなのです。さらに，こうした物質は即効性があり依存性を高めてしまうため，他の行動可能性には目もくれず，他のことや人と関係を絶つことによって，必然的に内環境や外環境の予測誤差がつみ重なり，ますます悪循環が生じます（たとえば，健康状態が悪化し始め，人間関係が崩れ，仕事を失う）。その結果，ますます薬物を求める行動をとり続けることになります。ゲーム依存症（ゲーム障害）も同様です。依存症は，長期的な目標が記憶されている脳の上位中枢の予測が働かなくなったときに発生する問題と見られています。このため他のすべての重要な目標が無視され，長期的な目標に基づく予測から切り離されて行動するようになるのです。

## 4.7　とるべき 2 種類の行動と真のウェルビーイング

　脳の大科学者であるフリストンは，次のような重要な指摘を行いました。一般に，次にどんな行動をとるかについての意思決定で大切なのは，環境を探索する**認識的行動**と，期待される報酬や目標を達成できる**実利的行動**との間で適切なバランスをとることです。

　依存症患者の例では，たとえば何か嫌なことがあるとそれを忘れようとしてさらに物質に依存する，というように，実利的行動

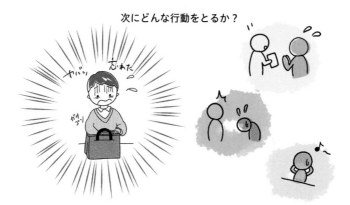

次にどんな行動をとるか？

認識的行動
環境を探索する

実利的行動
報酬や目標を達成する

両者のバランスを
とることが大事

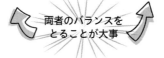

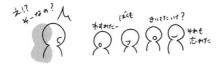

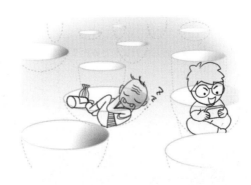

のみをとるので，極端に柔軟性に欠ける最適とは言えない行動が
みられるということがあります。この他にも，いつもと違う知ら
ない道ではパニックになるので学校へ行く道はいつも同じ道でな
ければならないといったこともこの実利的行動しか考慮せず，認
識的行動すなわち探索行動をしない例の一つです。またゴールの
位置がわからないときに，ゴールとは反対方向であっても，高台
があればそこに上がってみるというのも認識的行動の一つになり
ます。不確実な（未知の）物事があれば，とりあえず覗いてみる
ことも必要であり，これと好奇心との関係も議論されています。

　依存症患者の実利的行動への偏りのように，確実性のある実利
的行動を選択することでたとえ予測誤差が一時的に減ったとして
も，たこつぼに落ち込んで身動きできなくなったのでは，環境を
正確に理解することが困難になってしまいます。一方で多少の不
確実さがあっても，未知の方法に挑戦することで，より広い範囲
を見渡すことができ，環境を正確に予測することができるかもし
れません。つまり，**認識的行動と実利的行動のバランス**をうまく

とることが大切だといえるでしょう。たこつぼに落ちてもそこから抜け出し，別の不確実なことを解決していけば，自ずとレジリエンス（困難に直面している状況にうまく適応できる能力）を高めることになります。逆に，認識的行動のみをとっていると，動的に変化する環境において，適切な行動をとることができません。また長期的な目標を立て，それに向かって紆余曲折しながらも進んでいくときには，未来の行動の方針を立てなくてはいけないため，実利的行動が大切です。このようなまだわからない未来の行動の評価をする脳の領域が腹内側前頭前野です。もしこんな行動をとったらどうなるのだろうか（反実仮想といいます）ということを考えて，それぞれの人にとって価値のある目標に向かって，適切な一歩を踏み出すこともウェルビーイングにとって大切なことです。このような反実仮想を考えられる機能があることによって，意識という機能が作られるのだと考えられています。

## 4.8　非ゼロ和ゲームとウェルビーイング

　ゼロ和ゲームとは，複数の人が相互に影響しあう行動で，関係者全員の利益の合計がゼロになる状況を指す経済理論の言葉です。この場合，ある人の利益が必ずある人の損失になる，あるいはある人の取り分が大きくなると他の人の取り分が小さくなることが避けられません。たとえば，将棋や競馬のみならず，出世や金銭的利益獲得なども含まれます。

　一方，非ゼロ和ゲームとは，ある人の利益が必ずしも他の誰かの損失にならないこと，またはその状況をいいます。家族や友人

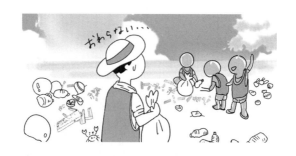

との良好な関係を維持することや，利他的目標（他者への配慮やボランティア）は主に非ゼロ和に含まれます。win-winの関係を築くことも可能です。非ゼロ和的状況は，獲得しようとする対象が，固定的でない，もしくは限定的でない場合に起きます。

おもしろいことに，ゼロ和ゲームのような活動と生活満足度とは相関がないか，わずかに負の相関（一方が上がるともう一方が下がる関係）がみられるのですが，非ゼロ和ゲームのような活動は生活満足度と強い正の相関（一方が上がるともう一方も上がる関係）が見られます。ゼロ和ゲームでは，競合するための技術や能力を身につける傾向があります。一方，非ゼロ和的な活動は，協力や協調を促し，長期的な成功や幸福を支えられることが多く，新しい可能性を常に切り拓いていくことになるのです。たとえば，自分の地域社会に貢献するという目標は，終わりがない目標です。

## コラム：ポジティブ感情と視野の広がり

皆さんは前向きでポジティブな気持ちになっているとき，普段よりも視野が広がり，今まで思いつかなかったアイデアが浮かん

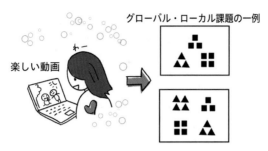

グローバル・ローカル課題の一例

グローバルには上の図は三角，
下の図は四角に見える

**ポジティブな感情**

全体に（視野を
広く）見る

思考空間や行動の
レパートリーが広がる

だという経験はあるでしょうか。感情と思考に関する興味深い実験を一つご紹介しましょう。

　まず実験に使う2〜3分で終わる動画が5種類用意されました。その5種類とは，「楽しい」「満足」「怒り」「不安」「中立（どの感情にもならない）」のいずれかの感情を引き起こすような内容でした。実験参加者にはその5種類のうちどれか一つの動画を観てもらい，動画終了後にその時の自分の感情を質問紙で評定してもらいました。

　次に，グローバル・ローカル課題と呼ばれる心理学でよく知ら

れる実験が行われました。グローバル・ローカル課題は複数の，三角や丸，四角が描かれただけのものですが，それぞれの図形を単体ではなく全体としてみると，さらに三角や四角が構成されている（ように見える）というものです。

　このような描画を参加者に見せ，それぞれ見えた形を答えてもらいました。図形を単体として捉えていた（局所的に見えていた）参加者もいれば，どちらかといえば複数図形をまとまりとして捉えていた（全体的に見えていた）参加者もいましたが，参加者がポジティブな感情を抱いた場合に，描画を全体的に（グローバルに）見る傾向が強かったことがわかりました。さらに別の実験では，参加者にこれからぜひやってみたいことを20個以内で答えさせるということも行いました。これによってその時の思考空間や行動のレパートリーの広さを知ることができます。その結果，やはりポジティブな感情を経験すると思考空間や行動レパートリーが広くなるということがわかりました。

　これらの実験は，ポジティブな感情を経験すると私たちが注意を払う範囲や視野が広くなることを示唆しています。私たちがポジティブな感情をもつことは日々の思考や判断に影響を与え，ひいてはウェルビーイングを向上させることにもつながるでしょう。

# 第 5 章

# なぜふれあいや共感で
# 痛みが和らぐのか
―― C 線維と共感

## 5.1 痛みの伝わり方，感じ方（1）

　腰痛や膝の痛み，頭痛など，日本では5人に1人が3か月以上続く中等度以上の痛みを抱えているといいます。このような痛みが続けば満足いく生活はできず，当然ウェルビーイングは損なわれます。先述のようにWHOによれば，健康とは単に病気がないとか弱っていないというだけでなく，肉体的にも精神的にも社会的にも満たされた状態を指すそうですが，痛みはこれらすべてに影響します。本章では痛みと脳の関係や痛みの緩和について考えてみたいと思います。

　痛みは，まず皮膚や内臓，血管などに分布している神経の終末部分が痛み刺激を受けとるところから始まります。たとえば採血で腕に針が刺さったら，皮膚に分布する神経の終末部分が損傷を受けて，痛み信号が発生します。その後，痛覚を伝える神経線維に沿ってこの信号は脊髄に入り，複数の経路をたどって脳幹，視床に伝わっていきます。そこからさらに上位の中枢に向かうルートがあり，大脳辺縁系や島（島の後ろの方に位置する後島という部

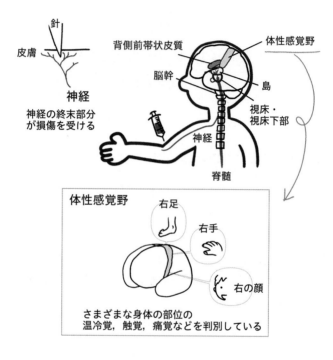

針
皮膚
神経
神経の終末部分
が損傷を受ける

背側前帯状皮質
脳幹
神経
脊髄

体性感覚野
島
視床・
視床下部

体性感覚野
右足
右手
右の顔
さまざまな身体の部位の
温冷覚，触覚，痛覚などを判別している

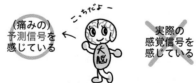

（痛みの）
予測信号を
感じている

こっちだよ〜

実際の
感覚信号を
感じている

位），そして体性感覚野にも伝わります。ここまできて初めて痛みを感じるのです。私たちには針が刺さったその場所で痛みを感じているように思えるのですが，実際には痛みを感じている場所は大脳です。

　さらにいえば，大脳は痛みの信号そのものを痛みとして知覚しているわけではありません。少し難しい話になりますが，痛みという感覚信号を感じているのではなく，予測信号を感じているのです。「今，こういう痛み信号が来たということは，きっと体はこういう状態になっているのではないか」と予測した結果（予測信号）をもとに痛みを感じています。つまり，感じているものはすべて脳が予測（解釈）したものなのです。予測と予測誤差については3章のホメオスタシスの部分でも紹介したように，脳は常に体から伝わる感覚信号や内臓の内受容信号に対して，（脳から見て）外の世界にあたる外界や内臓状態の把握に努めています。痛みについても同様で，**痛みの予測信号**を痛みとして感じています。

## 5.2　痛みの伝わり方，感じ方（2）

　このように，実際の痛みの感覚信号を痛みと感じるのではなく，予測信号の方を痛みと感じていると考えれば，人それぞれに痛みの感じ方が違うこともうなずけます。また，「痛くない痛くない」と言われれば，ああそうかなと思って脳が予測を変えて，痛くないと思ってしまうこともできます。そればかりか，実際は体のどこにも病変や損傷が存在しないのに，痛みをはっきりと感じるこ

脳は予測信号を痛みと感じる
（実際の感覚信号ではない）

痛みの感じ方は人それぞれ異なる

プラシーボ効果

鎮痛効果はないのに，
効果を感じられる

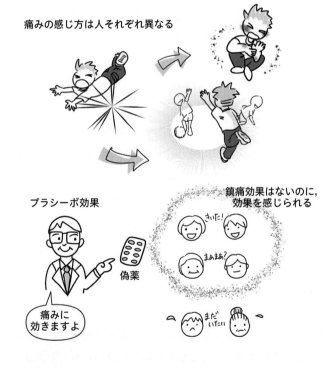

偽薬

痛みに
効きますよ

ともあります。もし私たちが生の感覚信号を痛みとして感じているのであれば，そうはならないでしょう。

　皆さんはプラシーボ効果をご存知でしょうか。たとえば，「胃痛にはこの薬が効きますよ」と言われてそれを飲んだとします。実はその薬には胃痛に効くような成分は一切含まれていないのですが，飲んだ人には効いたということがよく起こります。新しい薬が開発される際は本物の効き目を確認するため，必ず本物の薬とそっくりな偽薬も使い，何度も治験を行います。こうしたプラシーボ効果が起こるのも，脳で予測信号がさまざまな場所に働きかけるからだと考えられます。

## 5.3　痛みの抑制回路

　3章で紹介したホメオスタシスネットワークや情動覚醒ネットワークでは，内臓・血管→脳幹→視床下部→扁桃体→島→前帯状皮質という回路があることを紹介しました。それらは痛みを抑える働き（疼痛抑制回路）と非常にオーバーラップしています。各ネットワークは単独で働くというよりも，同時並行的に相互作用をしていると考えられています。では疼痛抑制の仕組みを少し詳しく見てみましょう。

　たとえば膝をすりむくと，最初はすごくヒリヒリ，ズキズキしますが，何も手当していなくてもしばらくすると痛みが少しずつマシになってきますね。これは痛みが脳のペインマトリックスまで伝わった後，島からは扁桃体や視床下部を通じて，あるいは前帯状皮質からも，脳幹にある中脳水道の周囲に位置する灰白質部

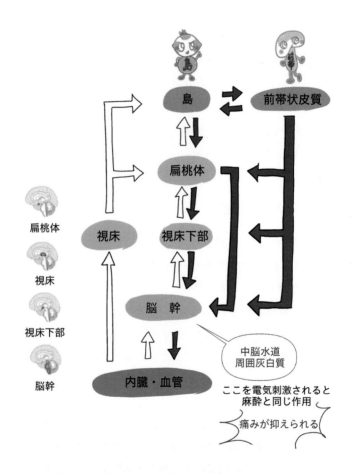

扁桃体

視床

視床下部

脳幹

島　　　前帯状皮質

扁桃体

視床　　視床下部

脳　幹

内臓・血管

中脳水道
周囲灰白質

ここを電気刺激されると
麻酔と同じ作用

痛みが抑えられる

分（中脳水道周囲灰白質というやや長い名前がついています）に信号
が伝わるからです（他にもケガの周囲で局所的な疼痛抑制が起こり
ます）。

　この中脳水道周囲灰白質ですが，人間のこの部位に電気刺激を
与えると，麻酔と同じ作用が得られることがわかっています。そ
もそもこの部位の鎮痛機能がわかったのは，手術前にここに電気
刺激を与えると麻酔の必要量が減少するという発見によります。
つまり中脳水道周囲灰白質へ信号が入力されると，痛みを抑制す
ることができるのです。ちなみにどのようにして抑えるかという
と，痛みが伝わる際の中継地点である脊髄で痛みの伝達を遮断し
ているのです。

## 5.4　痛みを感じるペインマトリックス

　面白いことに，催眠や瞑想状態にある人に対し何らかの痛み刺
激を与えたとしても，「イタタタ……」と顔をしかめることはあ
りません。しかし，だからといって痛みを全く感じていないわけ
でもないのです。「強い刺激があるのはわかるんですが，でも別
に……」と答えます。実はこれはペインマトリックスの仕組みに
よるものです。

　ペインマトリックスは大きく2つの場所に分かれていました
（1.6節参照）。一方は，一次体性感覚野や二次体性感覚野と呼ば
れる場所で脳の上のあたり（頭頂葉）に位置し，他方は背側前帯
状皮質と島というところで脳の比較的内側にあります。ちなみに
一次体性感覚野，二次体性感覚野は痛み以外の触覚や温冷覚など

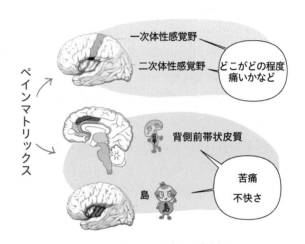

一次体性感覚野

二次体性感覚野

どこがどの程度
痛いかなど

ペインマトリックス

背側前帯状皮質

島

苦痛
不快さ

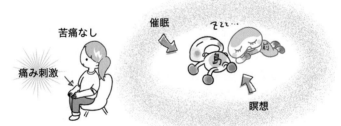

苦痛なし

催眠

そてて…

痛み刺激

瞑想

体性感覚の処理もしています。入力された体性感覚は，体のどこで起こりどの程度の強さのものなのかを判別しています。

　さて，本節の冒頭で紹介した催眠状態の人の脳活動を調べていくと，驚くべきことにペインマトリックスの一部，背側前帯状皮質の活動が低下していました。**背側前帯状皮質**は感情中枢の一部でもあり，痛みに伴う苦痛や不快感を引き起こす場所です。催眠誘導された人が強い刺激は感じるけれども苦痛はないというのもうなずけます。

　1.6節でも触れましたが，不思議なことに背側前帯状皮質や島という場所は社会性と関係します。自分が仲間外れにされて心が痛むとき，体のどこかに痛みを感じるときと共通して背側前帯状皮質が活動します。逆に，感情中枢の一部である背側前帯状皮質や島の活動を変化させることは，身体的のみならず**心理的な痛みの緩和**にもつながるのです。

　催眠という特殊な状況下だけではありません。マインドフルネス状態（瞑想などにより今この瞬間，自分の感覚に注意が向けられている状態。詳細は後述）でもこの現象が確認されています。マインドフルネスはリラックス感や統制感を高め，幸福感さえもたらすといわれている状態です。マインドフルネスを続けると，感情中枢の一部であり内臓感覚皮質である島の体積が大きくなるという報告もあります。

## 5.5　痛みにかかわるC線維

　包丁で指先を切ったり，階段で脛（すね）をぶつけるとします。すると，

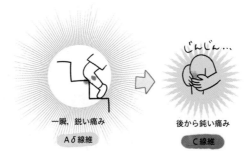

一瞬、鋭い痛み
Aδ線維

後から鈍い痛み
C線維

C線維

ゆっくり人肌で優しく

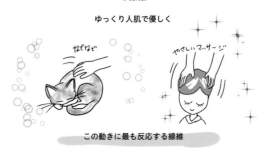

この動きに最も反応する線維

痛みを伝える神経が刺激を受けて，脳（ペインマトリックス）まで信号が伝わり，そこから「痛い」という知覚が起こります。これは先述したとおりです。

　指先を切ったり脛をぶつけた際，一瞬鋭い痛みが走った後に，じんじんと鈍い痛みが出てくるでしょう。実は痛みを伝える神経には２種類あり，身をかばうためにともかく速く危険を知らせるものと，数秒後に痛みの種類や程度などの重要情報を伝えるものとがあります。前者はAδ線維，後者はC線維と呼ばれていま

す。

　1.5節では，母親が子どもをなでるときのペースは，なでる前の母親の心拍数がペースメーカーになっていること，そして，赤ちゃんをゆっくりやさしくなでたときは，赤ちゃんの心拍数が低下することを紹介しました。このような触覚も，痛覚と同様に先ほどのＣ線維によって伝えられます。中でも，人肌くらいの温度で，スピードは1秒あたり1センチから10センチほどのゆっくりとした動きに対して，Ｃ線維は一番敏感に反応するとされています。これより遅い，あるいは速い動きでなでた場合は効果は薄まるようです。優しくなでられたり心地よいマッサージを思い浮かべてみてください。これらはＣ線維が刺激を受けやすい最適なタッチといえます。またＣ線維は，痛みに伴い感情も生み出すことがわかっています（後述）。

## 5.6　Ｃ線維の役割

　ではこのＣ線維はどこにつながっているのでしょうか。Ｃ線維は先ほどのペインマトリックスの一部である後島につながっています。そして後島から前島を経由して眼窩前頭皮質や前帯状皮質という前頭葉の下のあたりに信号を送っています。この前頭葉の下の方というのは，報酬や喜び，快感情を生み出すということがわかっています。つまりＣ線維をしっかり働かせると**快感情を引き出せる**ということです。

　親しい人に頭をなでられたら，相手の手のぬくもりや優しいタッチ，ゆっくりとしたテンポを感じ取ることができるでしょう。

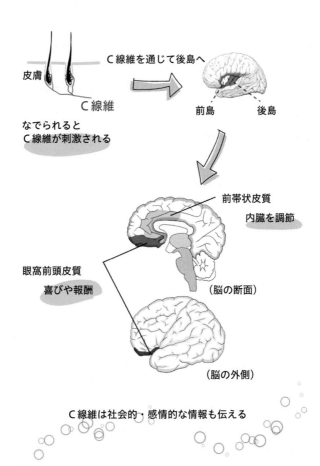

皮膚

C線維

C線維を通じて後島へ

前島　　　　後島

なでられると
C線維が刺激される

前帯状皮質

内臓を調節

眼窩前頭皮質

喜びや報酬

（脳の断面）

（脳の外側）

C線維は社会的・感情的な情報も伝える

Ｃ線維はこうした社会的で感情的に重要な情報を選択的に伝えてくれます。こうした特徴から，Ｃ線維は単に触覚情報を伝えるのではなく，社会的な相互作用も伝える神経だろうと考えられています。

　先ほどＣ線維がつながっている先は後島だと説明したのですが，内臓感覚の信号もすべて後島へ伝えられます。また島は，内臓の動きをコントロールする内臓運動皮質である前帯状皮質に信号を送っていることはすでに述べたとおりです。そのため，心拍や呼吸，筋肉の緊張や緩和など，体や内臓の状態を調節する機能とも関係しているようです。なでられた赤ちゃんの心拍数が低下したように，ふれあいは快感情を引き起こし，社会的，感情的な情報を伝え，相手の身体状態を調整することで安心感や安らぎをもたらすと考えられます。

## 5.7　なぜふれあうと痛みが和らぐのか──鎮痛の大仮説

　痛みをめぐっては，もともと痛みのゲートコントロール説という理論がありました。たとえば膝を擦りむいたときに傷の周囲をギュッと押したりすると，痛みが少し和らぐことがあります。別の触刺激が痛みを感じさせる経路を抑制して痛みを和らげるのではないかと考えられています。しかしなぜ，手を握ったり，背中を擦ったり，痛み部位と離れた場所を刺激しても痛みが和らぐのでしょうか。

　それを説明できそうな仮説が2021年に発表されました。脳には快感を司る部分と不快感を司る部分があり，この２つが拮抗して

## 痛みのゲートコントロール説

傷の周囲をギュッと押すと,
痛みが少し和らぐ

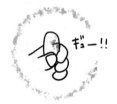

## 最近発表された説

この2つの脳活動の間に
拮抗が生じるという説

不快感を司る部分
前帯状皮質の中でもやや後方に位置する

快感を司る部分
前帯状皮質の中でもやや前方に位置する

C線維をしっかりと働かせる

オキシトシンによる鎮痛効果も

いるという仮説です。快感と不快感はどちらも前帯状皮質が関与しています。快感は前帯状皮質の中でもやや前の方で，不快感は前帯状皮質の中でもやや後ろの方です。この2つの場所が非常に近接していることから，それぞれの**脳活動の間に拮抗**が生じるのではないかとされています。

　先ほど紹介したとおり，C線維をしっかり働かせると快感が生じます。この仮説を当てはめると，快感が感じられた場合は近接する部位の不快な感覚が低下します。これによって痛みが和らぐのではないかと考えられています。またC線維が働くと脳の視床下部でオキシトシンというホルモンが分泌されます。オキシトシンは安らぎやつながりのホルモンと呼ばれているのですが，実は鎮痛作用もあることがわかっています。C線維によって快感が生じるうえに，このオキシトシンによっても痛みが和らげられていると考えられます。

## 5.8　なぜふれあうと痛みが和らぐのか——共感について

　1.1節でカップルの男性が相手の女性の手を握ると，女性の痛みが軽減されたことを紹介しました。これもC線維が働いた結果なのでしょうか。実はC線維は毛根の周囲に分布しているため，毛の生えていない手のひらには触覚のC線維は分布していません。共感レベルが高い男性が手を握ると鎮痛効果が高かったというのも不思議です。この疑問を解くヒントは，手を握ることによる，二人の脳活動の同期（脳間カップリング）にありそうです。

　実験では，男性の共感レベルが高く，カップル女性の鎮痛効果

C線維は毛根の周囲に分布

皮膚 ── C線維

（毛の生えていない）手のひらや
足のうらにC線維は分布しない

手を握ると鎮痛が起こるのはなぜ？

共感レベルが高い男性

自分のペインマトリックスが活動
（自分は痛くないが）

内蔵や筋肉の状態が変化

タッチの変化，筋肉の緊張，手の温度変化など

女性に伝わる ⇒共感 してくれていると感じる

痛みを感じる部位の活動が抑制

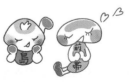

が高いほど，二人の呼吸や心拍に同期が見られました。さらに男性の共感レベルが高く，相手女性の鎮痛効果が高いほど，二人の脳のカップリング（脳波活動の同期）が強まっていることもわかりました。二人が互いに，理解し合ったり（共感したり），協力行動をするときに脳活動の同期が起こることが知られています。また，互いに**相手を理解しようとすると脳活動の同期が生じる**ことも理論的に示されています。共感レベルの高い男性は（自分は本来痛みがないにもかかわらず），相手が痛いのを見て自分の痛み中枢（ペインマトリックス）が活動する可能性が高いのです。相手の痛みを自分の痛みのように感じることで，ペインマトリックスから自律神経を介し男性の内臓や筋肉に反応を起こすのでしょう。

　共感レベルの高い男性は自分の痛みのように感じるため，痛みを少しでも和らげるタッチ（力の入れ具合や動かし方など）を試みることができるのかもしれません。また，そうしてふれあうことで，男性の身体的変化，たとえば手の温度や汗ばみ，筋肉の緊張などが女性の触覚を通して伝わり，相手が自分と同じ身体状態であることが伝わるかもしれません。つまり女性は自分の痛みや感情を理解してくれていると実感するでしょう。

　**相手が共感してくれていると感じられること**で，背側前帯状皮質や島という痛みを感じる部位の活動が抑えられます。ふれあいは催眠，瞑想などと同じ仕組みで相手の痛みを軽減するものと考えられます。

## 5.9 痛みの共感とミラーニューロン

　他人の動作や表情を見るだけで，見ている人のミラーニューロンシステムが活動することを1.2節で紹介しました。ミラーニューロンシステムは，他人の動作や表情を見てその人の意図や感情を共感的に理解するシステムだと考えられています。ミラーニューロンは下前頭回，下頭頂小葉という場所に存在すると考えられています。

　では人が痛がっているときにミラーニューロンはどうなっているのでしょうか。先述のとおり，痛みを感じている人とそれを見ている人，両方の脳で痛み中枢の前帯状皮質や前島が活動する（二人の脳の活動は同期する）わけですが，それ以外に，ミラーニューロンとして知られる下前頭回と下頭頂小葉も活動しています。

　恋人が相手の手を握るという実験でもミラーニューロンシステムが働き，この活動の大きさは手を握る側の共感性の高さと相関がありました。さらに，手を握っている人の共感性の高さによってミラーニューロンシステムの脳間カップリングが増加しました。

　このミラーニューロンと痛みの軽減には何か関係がありそうです。たとえば，痛みを感じている恋人の手を握る別の実験では，恋人同士で下頭頂小葉の活動が同期することがわかりました。とはいえ，痛みを感じている人の痛みの軽減とは相関がありませんでした。この実験からわかったことは，痛みを感じている人の背内側前頭前野という場所の活動が（ミラーニューロンの一部がある）下頭頂小葉の活動と相関し，なおかつその人の痛みの軽減度合いと相関したということです。この背内側前頭前野という場所

ミラーニューロン

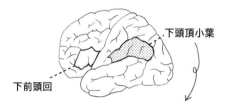

下頭頂小葉

下前頭回

ふたりの下頭頂小葉の活動が同期

5

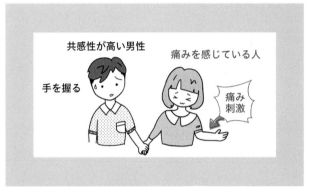

共感性が高い男性　　痛みを感じている人

手を握る

痛み刺激

下頭頂小葉の
活動が高まる　相手の
背内側前頭前野
の活動が高まる　感情が安定　鎮痛

は，感情コントロールに関与する場所とされています。

　この研究結果は，ミラーニューロンと鎮痛の関係について次の
ような可能性を示唆しています。恋人同士の脳活動が同期するこ
とで，手を握っている人の共感性の強さに比例して下頭頂小葉の

活動が高まり，その活動により相手の背内側前頭前野の活動もより高まったと考えられます。その結果，相手の感情が安定することにより痛みを軽減することにつながったのではないでしょうか。やはりミラーニューロンシステムが鎮痛に重要な役割を果たしていることに間違いはなさそうです。私たちが**相手を理解するという努力は，相手の痛みを和らげるうえでも大切**になってくるのです。

## 5.10 自己効力感と痛み

　３か月以上続く痛みや，通常の治癒期間を超えて続く痛みを慢性疼痛といいます。この慢性疼痛の中には，はっきりとした原因が見当たらないこともしばしばあります。痛みが長引くほど，痛みへの恐怖心から身体活動を制限しがちになり，仕事や日常生活に支障をきたすおそれがあります。また，強い痛みが持続すれば当然ながら，不安や抑うつ感が増したり，あるいは怒りっぽくなることもあります。

　こうした慢性疼痛において，患者が日常生活やタスクを遂行する能力に関係するものの一つが，**自己効力感**だといわれています。たとえ強い痛みが続いている患者であっても，自己効力感の改善は患者の社会生活の維持と関係することが明らかになっています。痛みにおける自己効力感とは，痛みがあっても多くの活動を行うことができるという自信であり，痛みの感じ方にも大きく影響している可能性があります（私たちは実際の痛みの感覚信号を感じているのではなく，予測信号の方を痛みと感じていることを思い出し

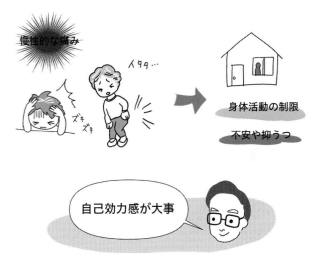

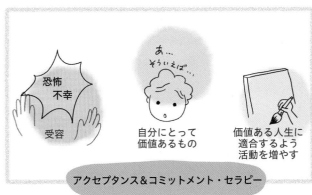

ましょう）。

　慢性疼痛患者の自己効力感を高める方法として最近注目されているものに，ACT（アクセプタンス＆コミットメント・セラピー）があります。ACT は，簡単にいうと，（痛みに限らず）自分のネガティブな思考，感情を無理に何とかしようとせず，それを素直に感じ受け止め，そして，自分にとってより**価値のあるものに目を向け行動**しようとする心理療法です。多くの慢性疼痛患者は，痛みによる恐怖に苛まれています。それらを回避するのではなく，あるがままに受け入れ，そのうえで自分自身が大切にしている価値ある人生に適合するような活動を増やすことに焦点を当てます。ACT を続けた場合，痛みの軽減や日常生活の改善，登校日の増加といった報告があります。ちなみにパニック障害，うつ病，全般性不安障害などにも有効だとする報告もあります。

　また，痛みの受容（アクセプタンス）に注目した研究もあります。それらの研究から，痛みの強さがある程度同じ患者で比べると，痛みの受容度が高い患者では，社会復帰など日常生活や社会活動においてウェルビーイングが確実に向上することがわかっています。


## 5.11　視点の移動がもたらす鎮痛効果

　自分を客観的に第三者の視点から見てみることを，セルフ・ディスタンシング（self-distancing，自分から距離を置くという意味）といいますが，これには頭頂側頭接合部という場所（頭頂葉と側頭葉が接する付近）が重要な役割を果たしています。視覚視点取

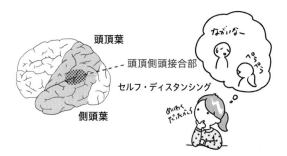

頭頂葉

頭頂側頭接合部

セルフ・ディスタンシング

側頭葉

**頭頂側頭接合部が障害を受けると…**

幽体離脱を体験！

&

離人症の人は
痛みを感じにくい

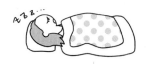

**催眠で幽体離脱したら痛みはマシになる？**

痛み刺激

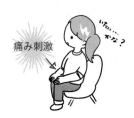

得といって，私たちが意識的に他者の視点に立つことができるのも，この頭頂側頭接合部のおかげです。

　さて，脳の右側にあるこの頭頂側頭接合部が障害を受けると，なんと幽体離脱（体外離脱体験）が経験されることがわかっています。幽体離脱は自分の意志とは無関係に起こり，自分の体（物理的身体）から自分が出て行って，天井から自分が寝ている姿を見ることが多いといいます。また，離人症といって，極度の疲労や種々の精神疾患で自分が自分でないような感覚になったり，自分の感情や行動にまるで実感を伴わなくなるような症状があります。こうした離人症の症状を訴える人は，痛みの感覚が弱いことから，幽体離脱と離人症にヒントを得て面白い実験をした人がいます。

　まず催眠誘導によって参加者に催眠をかけ，幽体離脱を体験してもらいました。その幽体離脱中に痛み刺激を与え，痛みについて尋ねたのが5.9節で紹介した痛みの実験です。この実験では，明らかに幽体離脱をしているときの方が，痛みが感じられなかったのです。おそらく自分の身体から離れて自分を見るということが，痛みの軽減につながることを示唆しています。

　このような結果がみられたのは催眠を使った実験ばかりではありません。通常，実験者が参加者に実験方法などを説明する「教示」だけで，セルフ・ディスタンシングを行う実験も多く行われていて，これらの実験でも，**視点の移動が鎮痛に有効である**という大変興味深い結果が得られています。

# 第 6 章

# 炎症によって疲労する脳
—— 脳疲労，モチベーション

## 6.1 脳疲労とは

　疲労と聞くと体の疲れというイメージがありますが，ここでは肉体的な疲労ではなく，脳の疲労について考えてみましょう。脳疲労は正式な診断名ではありませんが，いつもどおりに脳が働かない状態をいいます。筋肉は使いすぎると筋肉疲労を起こします。長時間労働や長引く心配事など，脳も同じく使いすぎると**脳疲労**を起こすのです。脳疲労が起こると，集中力の低下，判断力の鈍り，情報処理能力の低下，注意力散漫になることがあります。

　そんな脳疲労が関係する代表的なものが，慢性疲労症候群といわれる病気です。慢性疲労症候群は，長期間にわたり動くことができないほどの倦怠感に襲われたり，微熱や関節痛などさまざまな症状が現れます。はっきりと症状があるにもかかわらず，原因となる身体疾患も精神疾患も見当たらないのです。さらにはこうした症状が単独で生じることは稀だといわれており，睡眠障害や疼痛，感情や認知の変化といった別の病気や症状も一緒に生じることが多いです。ちなみに，スマートフォンの使いすぎで陥る脳

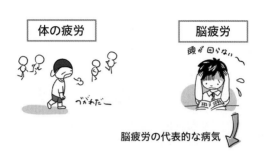

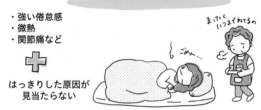

疲労感だけでなく，睡眠障害，痛み，認知の変化なども

疲労とも重なっています。

　このように著しくウェルビーイングを低下させる脳疲労ですが，実は脳の中で生じている**炎症**が主な原因だといわれています。（詳しい生理学的メカニズムは乾（2018）『感情とはそもそも何なのか』（ミネルヴァ書房）の81-90頁を参照ください）。

　それではその仕組みをみていきましょう。

## 6.2　脳の炎症

　神経を電線にたとえて考えてみましょう。電線が損傷していたり絶縁体が劣化していれば，電流はうまく流れないでしょう。脳

神経も同様です。内臓信号を脳に伝える神経線維や，運動信号を脳からホメオスタシス反射弓に伝える神経線維に異常があれば，これらの信号もうまく伝わらない可能性があるでしょう。多発性硬化症における（神経軸索を覆う）ミエリン鞘の脱落や，うつ病における神経炎症などがその例です。このように何らかの神経線維の異常があると，当然ホメオスタシス機能を適切に維持することは困難になります。

　こうした神経線維の異常をひき起こす原因として考えられているものが，脳で生じる炎症です。炎症といえば傷口が化膿したり喉が腫れて痛むなど，体のどこかが腫れたり痛んだり，赤くなって熱をもつことをいいます。これは，ウイルスや細菌がそこから体内に入り込まないように，免疫が闘っているために起こる症状です。そして脳でも同じく炎症が起こることがあります。これは次のように考えられています。

　まず咽頭炎など体のどこかに局所感染が起こると，炎症性サイトカインという物質が分泌されます。炎症性サイトカインは，生体内へ病原体が侵入したときに炎症反応を起こしてそれを排除しようとする働きを持っています。このサイトカインは，自律神経や血液を通じて脳に炎症部位の情報を届けます。しかし，何らかの原因で炎症性サイトカインがたくさん放出されてしまうと，簡単にいえば脳の神経細胞（ニューロン）においても免疫反応が強まることがあります。たとえ脳に直接ウイルスや細菌が存在しなくても，喉が赤く腫れて痛むのと同じように脳の神経細胞まで損傷されてしまうのです。

　これはもちろんストレスでも同じです。達成が難しいノルマや

神経

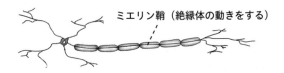

ミエリン鞘（絶縁体の動きをする）

神経がダメージを受けると…

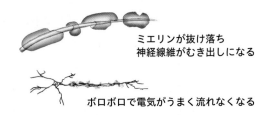

ミエリンが抜け落ち
神経線維がむき出しになる

ボロボロで電気がうまく流れなくなる

炎症性サイトカイン

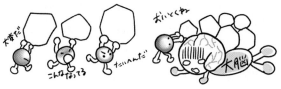

脳に炎症反応を伝える　　　　脳でも免疫反応が強まる

人間関係の悩みなどのような持続的なストレスに脳がさらされると，ホメオスタシスのバランスを狂わせられ，異常な免疫反応を引き起こし，脳の炎症を引き起こすと考えられています。実は，脳自体に触覚はありません。それゆえ，私たちの脳に炎症が起こっていても，その痛みや温熱といった異変を感じ取ることはできません。結果として，気づかぬままに炎症で痛んだ脳を使い続ける可能性があるのです。

6

## 6.3 鍵となるのはアロスタシス

このように，脳の炎症に気づかず，普段どおり脳を使い続けるとどうなるでしょうか。脳に炎症が起きると，神経信号のやり取りがうまくできません。第3章で解説したように，脳は内臓や血管から送られてくる内臓信号をもとに，絶えず内臓の状態を推論しています。そしてその内受容感覚をもとに，内臓や血管の状態を変更するのが**アロスタシス機能**です。脳での炎症の持続は，アロスタシス機能がうまく働かない状態を長引かせることに他なりません。これがまさに脳疲労を引き起こすのです。

まず内臓状態を推論し，次に内臓に対して運動制御をする，その結果の内臓状態を推論する，さらに運動制御する……この「推論（知覚）」と「運動」の繰り返しは，体と脳の間で絶えず行われています。このサイクルは，さまざまな運動の結果を評価する前頭葉（正確には前頭前野）という場所でモニター（監視）されています。このように，自身の状態を自身が認知し評価する脳の機能をメタ認知といいます。

## 脳が元気なとき

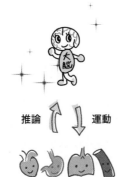

推論⇔運動の情報伝達がうまくいき，
アロスタシスがしっかりと機能する

前頭前野で推論⇔運動
のサイクルをモニター

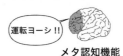

運転ヨーシ!!

メタ認知機能

推論 ↑↓ 運動

## 脳疲労のとき

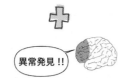

推論⇔運動の情報伝達がうまくいかず，
アロスタシスがしっかり機能しない

異常発見!!

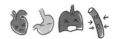

メタ認知機能が失敗を続けていると評価

↳ 自己効力感の低下

　アロスタシス機能がうまく働かない状態が長引くと，メタ認知はこのサイクルが失敗し続けていると評価せざるを得ません。こうした失敗の連続が**自己効力感**（自分のパフォーマンス能力に関する自己評価。実際にできるかどうかはさておき，目の前の課題に対して「できそうだ」と思う程度）を低下させ，疲労が生じると考えられています。つまり脳疲労は（アロスタシスなど各種機能における）学習された無力感であると解釈できます。アロスタシスが上手く機能するだろうという予測と，実際はそうなっていない内臓状態との間で**誤差**が生じ続けることで，脳疲労が起こるのです。

　まとめると，脳疲労とは脳が自分の身体状態をうまく制御できないことが続くことを知ることによって生じるメタ認知現象であり，期待する身体状態と知覚される身体状態の解離が原因なのです。

## 6.4　脳の炎症と疲労，モチベーションの関係

　では，脳の炎症と疲労にはどのような関連があるのでしょうか。疲労と脳活動を調査した研究があります。質問紙で，ねむい，横になりたい，頭がぼんやりする，よく眠れないなどの疲労の程度を質問し，その回答者の脳活動を調べました。すると疲労の程度と**島**の活動が相関していることがわかりました。この研究から，疲労感は島において引き起こされている可能性が示唆されたのです。

　その島の近くには**前帯状皮質**がありますが，ここは報酬系といわれる脳システムの一部になっています。報酬系はモチベーショ

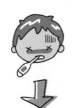 局所感染症

 炎症性サイトカイン

疲労感が生じる   モチベーションが低下

島の活動低下　　　　ドーパミンの働き低下

炎症性サイトカインで病気になった動物

餌がすぐに手に入る環境　　餌を得るために努力が必要な環境

 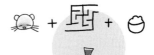

食事量に変化なし　　　　食事量が減った

ンを作り出す場所といわれ，主にドーパミンという物質によって
それが強まるとされています。しかし，前帯状皮質に炎症が起こ
るとドーパミンの働きが弱まり，モチベーションが低下すること
がわかっています（詳しくは乾（2018）『感情とはそもそも何なの
か』を参照）。

　さらに興味深い研究を紹介しましょう。動物に炎症性サイトカ
インを投与し病気の状態にして，その動物を2種類の環境に置き
ました。片方は餌がすぐ手に入る環境，他方は餌を得るために努
力を要する環境でした。するとこの病気になった動物は，すぐに
餌を食べられる環境では食事量に変化はなかったのですが，努力
が必要な環境では食べた餌の量が減ってしまったのです。これも，
脳の炎症によりモチベーションが低下したことを示す結果だとい
えるでしょう。

　まとめると，疲労感は炎症性サイトカインによって島で引き起
こされ，さらに前帯状皮質においてモチベーションの低下を引き
起こすようです。これらは痛みの感情中枢でもあったことを思い
出しましょう。うつ病では，前帯状皮質の炎症反応が増加するこ
とが多いのですが，中でも自殺念慮をもった（自殺しようと思っ
た）患者では，島と前帯状皮質の両方で炎症反応が増加していた
という研究もあります。


## 6.5　疲労を回復する方法

　ここまで脳疲労についてお話ししましたが，たとえば筋肉の使
いすぎによって起こる筋肉疲労と脳疲労とでは，全く違った原因

## 段階的運動療法（例）

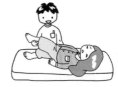

ベッド上で足を上げ下げ

ベッドに座り，立ち上がる

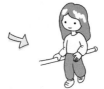

歩行してみる

やればできる!!

メタ認知機能が自己効力感を回復

内受容感覚にしっかりと
注意を向けるトレーニング

⬇

疲労感の程度を軽減

やメカニズムがあることがおわかりいただけたのではないでしょうか。当然ながら，疲労感の程度を軽減する方法についても，症状がおさまるまでゆっくり休めばよいという単純なものではないようです。

　たとえば慢性疲労症候群には，段階的運動療法という運動プログラムが有効であるとされています。段階的運動療法は医師の指示のもと（理学療法士らの指導を受けながら），ごく軽い動作やストレッチから開始し，徐々に運動量を増やしていくという治療法です。これは時間をかけて徐々に患者が運動の熟達を経験して，脳のメタ認知機能が**自己効力感を回復**させることができるからだと考えられます。

　また，疲労感が強い乳がん患者や多発性硬化症の患者では，本来は身体的には運動を通じたリハビリテーションに取り組める可能性があるにもかかわらず，自己効力感が低下しているために積極的に取り組めないことがあります。すると，自分は運動ができない→さらに自己肯定感が低下する，という悪循環に陥ってしまう危険性があります。

　こうしたケースでは，瞑想など**内受容感覚**に注意を向けるトレーニングが良いとされています。そもそも自己効力感の低下は，脳が内受容感覚を正確に受け取ることができないことに端を発しています。そこで，内受容感覚にしっかりと注意を向ける瞑想を取り入れることで，推論と運動のサイクルの失敗を防ぐことができると考えられます。こうしたトレーニングを通じて疲労感の程度を軽減することができるようです。

# 第 7 章

# ストレスの影響
## ──ストレス，疲労，メタ認知

## 7.1 ストレスとは何か

　皆さんは「ストレス」と聞くと，何が思い浮かぶでしょうか。仕事，人間関係，育児や介護，お金や健康問題もあれば，暑さ寒さ，音さえもストレスになり得ます。現代を生きる私たちの日常には，多様なストレスの源（ストレッサー）が存在するといえます。ある人にとってはストレスでも，別の人にとってはストレスにならない，なんていうこともあるでしょう。さて，ストレスとは一体何なのでしょうか。

　ストレスは，「脳が，「身体的，精神的，社会的に満たされた状態（ウェルビーイング）を守るために何をすべきか」がわからなくなったときに発生する」といわれています（6章や付録も参照してください）。脳の働きに照らして広く考えると，通常のホメオスタシス状態（つまりウェルビーイングな状態）に戻ることが難しいような状況で，その戻し方がわからないという場合にストレスが発生するともいえるでしょう。

　たとえば仕事や人間関係でいえば，難しい仕事が目の前にあっ

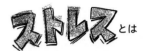
# ストレスとは

身体的，精神的，社会的に満たされた状態（ウェルビーイング）
　　　　　　　を守るために何をすべきか

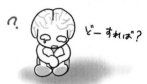

？　どーすれば？

脳がわからなくなったときに発生

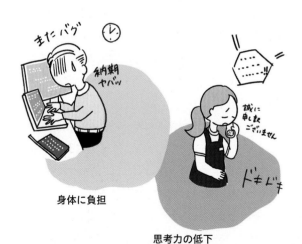

またバグ

納期ヤバッ

誠に申し訳ございません

ドキドキ

身体に負担

思考力の低下

て解決のヒントも見当たらない場合や，苦手な人とのやり取りが必要だけれども，上手くやる自信がまったくない場合なども当てはまるかもしれません。

　たとえ短い時間でも，ストレスがあると心拍数が増えたり体温や血圧が上昇しますし，思考力も低下します。このように心身に負担となるストレスですが，さらに長引くとどうなるのでしょうか。

## 7.2　ストレスによる身体への影響

　皆さんは，長引くストレスに悩まされたという経験があるでしょうか。ストレスが長引くと，頭痛，腰痛，胃痛，食欲減退，胸やけ，下痢や便秘など，体のあちこちに不調が生じます。また，よく眠れず免疫力も低下して，風邪などをひきやすくなります。なぜストレスは体のいたるところに影響するのでしょうか。

　一つは，脳がストレスを「脅威」と感じることによって，恐怖を感じるアドレナリンや，怒りのホルモンであるノルアドレナリンが異常に分泌され，自律神経の中の**交感神経が活性化**します。この交感神経の活性化が続くと，脳が覚醒して不眠を引き起こしたり，血管が収縮して頭痛や腰痛のもとになったり，消化管の働きが悪くなったりします。

　他にも，脳がストレスを感じると，左右の腎臓の上にある副腎という小さな臓器から「コルチゾール」というホルモンを分泌します。このホルモンは，やはり自律神経のうちの交感神経を活性化しますが，それ以外に**炎症性サイトカインを増やす**働きもあり

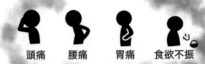

ストレスが長引くと…

頭痛　腰痛　胃痛　食欲不振

脅威

脳がストレスを脅威と認識

副腎

コルチゾール↑↑　　　　ノルアドレナリン↑↑

・交感神経活性化　　　　　・自律神経（交感神経）活性化
・炎症性サイトカイン↑↑

覚醒

体調不良

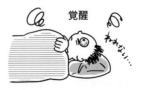

ます。これにより体のあちこちで（もちろん脳でも）炎症を起こすことがあります。

このように長期にわたるストレスは，自律神経，ホルモン，免疫などの体のホメオスタシス機能に変化をもたらします。これらはいずれも全身に影響し，なおかつ相互に作用しあうという特徴があるため，ストレスによる影響は全身にさまざまなかたちで現れることになるのです。

## 7.3　ストレスによる脳への影響

ストレスホルモンと呼ばれるコルチゾールの過剰分泌が続くと，脅威への感受性を高めることが知られています。皆さんが仮に上司から何度も注意され悩んでいたとしましょう。徐々に上司に簡単な報告をするだけでもドキドキしたり胃が痛むかもしれません。あるいは上司のそばに行くことさえも恐怖となり，必要な報告も後回しになってしまう可能性もあります。これは，ストレスの長期化で脳がより恐怖を感じやすくなってしまうからです。

また，精神状態が悪いと胃腸の調子まで悪くなることはよく知られています。すでに自律神経や内分泌，免疫機構がホメオスタシスに変化を起こすことを紹介しましたが，過敏性腸症候群，自律神経失調症，慢性疼痛症候群など，体のどこを調べても明らかな原因が見当たらないのに，下痢，便秘や痛みなどさまざまな不調が続くことがあります。

このようなケースでは，**内受容信号の異常な処理**が関係している可能性が示唆されています。こうした患者の脳を調べてみると，

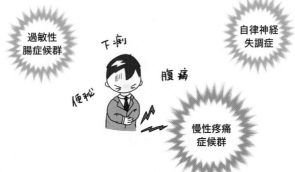

内受容信号の異常な処理が関係している可能性

神経反応やネットワークに類似した変化

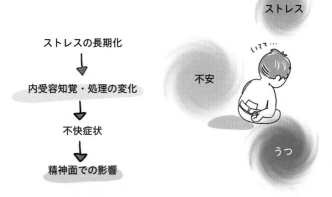

ストレスの長期化

↓

内受容知覚・処理の変化

↓

不快症状

↓

精神面での影響

症状はさまざまであるにもかかわらず，皮質および皮質下の神経反応やネットワーク結合に類似した変化が見られるのです。またストレスと腰痛の関係でいえば，腰痛患者の約半数には多かれ少なかれストレスや不安，うつなど何らかの心理的な要因が関連しているといわれています。さらに慢性腰痛のうち約8割の患者に抑うつ状態（ゆううつさ）が確認されたという報告もあります。

このように，ストレスの長期化は脳における内受容知覚やその処理にも変化を及ぼし，これにより起こる不快な症状はさらに精神面にも影響を及ぼすという悪循環を引き起こすと考えられています。

## 7.4　脳疲労感が生じるプロセスとメタ認知

疲労感に影響を及ぼす最も重要なものは，**メタ認知機能**（自分の状態を自分がモニターする機能）の働きです。次頁の図を見ながら説明しましょう。この図では内臓の状態を推論し，内臓の状態を適切にコントロールする神経信号の流れが1から4に分けて描かれています。そして1〜4の流れの上に5番目の機能としてこのメタ認知機能が書かれています。

ここで脳疲労感が生じるまでのプロセスの一例をみてみましょう。

（1）　ストレスなどが原因となり，内臓に炎症が起こります。

（2）　その結果，内臓の感覚信号（内受容感覚信号）が変化します。

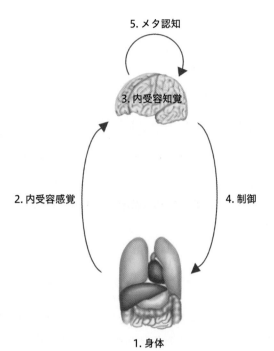

5. メタ認知

3. 内受容知覚

2. 内受容感覚

4. 制御

1. 身体

出典：Manjaly et al.（2019）の図を改変

（3）　内受容感覚信号を受け取り，それに基づいて内臓状態を知
　　　覚する働きを持つ（内臓感覚皮質と呼ばれる）島で炎症が起こ
　　　ります。

（4）　炎症によって内臓運動皮質が適切に働かない状態が生じま
　　　す。

（5）　4番までのうち，複数の要因によって適切にホメオスタシ
　　　スが維持できなくなると，正常に内臓をコントロールできな
　　　くなっていることをメタ認知することによって精神的疲労感
　　　が生じます。

　以上のうち，（1）〜（5）の単一もしくは複合的な障害の大小の組み合わせによって，現在知られている疲労症候群の特徴づけができるものと考えられています。

## 7.5　ウェルビーイングを求めて

　ここで，これまでに述べてきましたウェルビーイングについてまとめておきます。

　ウェルビーイングは，人が幸福で，身体的，精神的，社会的に満たされた状態のことをいい，人間としての可能性を成就すること，実現することの意味合いが含まれています。身体的，精神的，社会的に満たされた状態に近づくために，常にダイナミックに変化する環境（外環境と内環境）を正確に捉え，自ら調整することで環境に適応していく必要があるでしょう。

　すでに述べたように，多くの場合，事が起こってからでは遅いので，私たちの脳は常にこの環境の変化を予測し，予測誤差が小さくなるようにその予測を変更することで環境を理解しています。そして予測誤差が減少すれば，ポジティブな感情が生まれます。ポジティブな感情価をより多く，より長い期間にわたって経験することが，おそらく，私たちのウェルビーイングのムードの経験なのでしょう。

　内環境が予測どおりの状態である場合，ホメオスタシスの状態が維持されていることを意味します。このホメオスタシスの維持は，身体的，精神的に満たされた状態には不可欠です。また外環境が予測どおりでないときに，自分の認識や行動を変えるなどし

て予測誤差を最小化することができれば，精神的，社会的に満たされた状態に近づくことができます。私たちが次にどんな行動をとるかを意思決定するためには，環境を探索する認識的行動と，期待される報酬や目標を達成できる実利的行動が必要です。この認識的行動と実利的行動の両方のバランスを保ちながら行動することで，予測誤差をよりうまく減少させることが可能になります。そして，このような行動を能動的に行う原動力になるのが自己効力感であるといえるでしょう。

# 第 8 章

# 「私」という存在とウェルビーイング

──最小自己と情動伝染，マインドフルネスと音楽の効果

## 8.1 2種類の自己

　私たちには自己意識というものがあります。「私」という言葉を使っているのも，今，ここに存在している自分について感じ，認識しているからこそです。自分が自分を認識するという不思議について，古代から哲学者らがさまざまな説明を試みてきました。近年この問いは，脳がどのようにして自己を認識しているかという観点で研究が進んでいます。5.11節でも触れた離人症では，自分でないような感じや，現実感がない感じがあるといいます。これらは自分という感覚はいつも変わらずに存在するわけではないことを教えてくれます。確かに自分であると感じられるときも，そうでないときもあるのです。

　自己（セルフ）には，2つの自己があるとされています。一つは**最小自己**（ミニマルセルフ），もう一つは**物語的自己**（ナラティブセルフ）といいます。最小自己とは，たとえば，今この本を読んでいる主体である「私」の感覚です。この瞬間を経験している主体としての自己意識であり，今ここにある自己意識です。

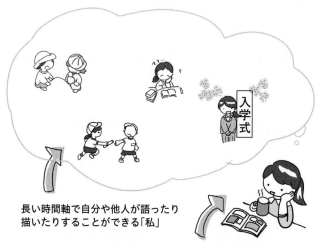

長い時間軸で自分や他人が語ったり
描いたりすることができる「私」

**物語的自己**
ナラティブセルフ

今この瞬間を経験している「私」

**最小自己**
ミニマルセルフ

哲学者ヒューム

物語的自己は「フィクション」である
人生に連続性の感覚を与える
しかしフィクションにすぎない

これに対し物語的自己は，たとえば，ウェルビーイングや脳に関心をもつまでのさまざまな経験をしてきた「私」であるかもしれません。あるいは，将来こうなっていくだろうという「私」かもしれません。最小自己よりもっと長い時間軸で，自分や他人が語ったりさまざまな物語の中に描いたりすることも可能な自己といえます。ですから，ある程度，首尾一貫した自己像ということになります。したがって，物語的自己を作るために重要な機能は，エピソード記憶と時間感覚です。

有名な哲学者ヒュームは，このような物語的自己は，瞬間的な印象の束が想像力によってつなぎ合わされることで構成されていて，それゆえ物語的自己は単なる「フィクション」であり，それは人生に連続性の感覚を与えるので有用ではあるが，それでもフィクションにすぎないのだといっています。

## 8.2 最小自己を構成する感覚

さて，最小自己（今この瞬間を経験している自己）を構成する感覚には，さらに2つあるといいます。一方は**自己主体感**，他方は**自己所有感**といいます。先ほど，最小自己を「今この本を読んでいる主体である私」と表現しました。これを自己主体感にあてはめてみましょう。たとえば自らの意志で本を手に持っている感覚だとか，目線を動かしている感覚，もしくは，文を読んで理解したと思える感覚かもしれません。こうした感覚を自己主体感といい，ある行動を起こしている，あるいは生み出しているのは自分である（つまり主体である）という感覚のことを指します。

最小自己

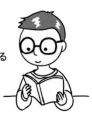

今，この本を読んでいる
主体である「私」

この2つから構成される

① **自己主体感**

（例）自分の意志で本を持って
　　　いる感覚

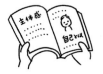

（例）自分が文を読んでいる感覚
　　　理解したと思える感覚　など

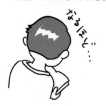

② **自己所有感**

（例）これは自分の身体
　　　だと思える

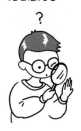

　では自己所有感はどうでしょうか。これは少し意識しづらいのですが、「これは自分の身体だ」「これは自分の感情だ」「これは自分の考えだ」といった、自分のものである（つまり所有している）という感覚です。これは当然と思われるかもしれませんが、たとえば頭頂葉の障害では、自分の手であるのに「これは他人の手だ」と言い張ることもあります。

　このように、「私」という意識はこうした自己主体感や自己所有感が合わさって生まれています。

## 8.3　自分の意志で行動を起こす感覚

　自己主体感には、（行動や行為を起こそうとする）自分の意図が不可欠です。コップで水を飲むときでさえ、私たちは当たり前のように、自分の意図によって行為を起こしていると解釈しています。しかし、意図と行為が必ずしも結びつかない場合もあります。統合失調症の症状の一つに「させられ体験」というものがあります。自ら行っている行動なのに、自分の意志ではなく他人に操られてさせられているように思えてしまうのです（行動だけでなく思考や感情についても同様のことがあります）。では、私たちが何かをするときに、「これをしよう」と思う感覚はどのように生み出されるのでしょう。

　近年の脳科学や認知科学の進歩によって、この行動の意図の機構が明らかにされてきました。運動しようと思うと（運動意図といいます）、運動指令の信号が大脳から筋肉に送られます。ここで一つ大切なことがあります。運動意図が送られるときには、運

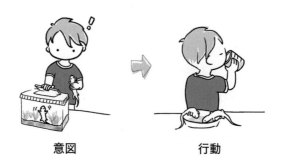

意図　　　　　　　　　　　行動

意図と行動は必ずしも結びつくとは限らない

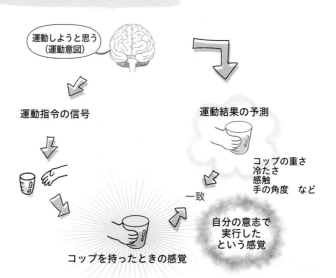

運動しようと思う
（運動意図）

運動指令の信号

運動結果の予測

コップの重さ
冷たさ
感触
手の角度　など

一致

自分の意志で
実行した
という感覚

コップを持ったときの感覚

動の結果生じる感覚（視覚や自己受容感覚）を**予測する信号**が作られるということです。

　本を読もうと手に取る直前に，本を手に取ったときの手や腕の感覚（本の重さや指の角度などの感覚）の予測がつくられるのです（運動実行の仕組みについては付録の5節を参照してください）。その後，本を実際に手に取って生じた際の感覚と，前もって予測されていた感覚が脳内で比較されます。ここでもし両方の感覚が一致していたら，そこで初めて自己主体感が生じるとされています。ようやく自分の意志で行動を起こしたと感じられるのです。

## 8.4　マインドフルネス瞑想と最小自己

　マインドフルネス瞑想はカバットジンが1980年頃に開発した瞑想の一種です。マインドフルネスは，今この瞬間に，できるだけ受け身で，できるだけ判断をせず，できるだけ素直に注意を払うことによって培われる，瞬間瞬間の意識です（Kabat-Zinn, 2015）。中でも8週間のマインドフルネスストレス低減法（MBSR）が有名で，マインドフルネスがストレス軽減に役立つという多くの研究成果が報告されています。

　MBSRは自分の呼吸や身体に注意を向けるトレーニングを通じて，今ここにいる自分に意識を向けるという手法です。たとえば，慢性腰痛などさまざまな慢性疼痛患者がMBSRを行うと，痛みや痛みと関係する症状が改善し，患者のウェルビーイングも改善したという報告があります。また，熱刺激の痛みを使った実験でマインドフルネス瞑想を行ったところ，痛みの強さの評価が

## マインドワンダリング

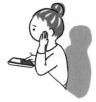

過去のこと

未来のこと

## マインドフルネス瞑想

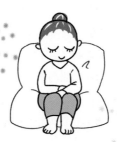

今，ここ

この瞬間の
体の感覚

**今，ここにいる自分に意識を向ける**

物語的自己から最小自己に移行 ⇒ 調和感 , 統一感, ウェルビーイング

40％に，また痛みの不快さの評価が57％に減少したという報告も
あります。

　私たちは過去や未来のことをあれこれ考え，それに毎日多くの
時間を費やしているものです。その時は不安や怒りなど種々の感
情も湧きますし，あれをしなければ，これをどうしようかなど，
常に思考や判断を迫られています。このように，今この瞬間と関
係のないことばかりに意識が向きさまようことを，マインドワン
ダリングといいます。

　マインドフルネス瞑想では，**今この瞬間の自分に注意を向ける**，
つまり最小自己を構成する感覚への注意を増やすことで，マイン
ドワンダリングを終えることができます。そして，マインドワン
ダリング状態にあった自分を意識し，それに偏らないよう修正す
ることができます。このマインドフルネス瞑想によって，物語的
自己から**最小自己に移行**することで，自己調節機能を促進し，調
和感，統一感が生まれ，ウェルビーイングの維持と向上につなが
るといわれています。

## 8.5　マインドフルネス瞑想の方法

　先ほど紹介しましたマインドフルネスストレス低減法（MBSR）
はカバットジンによるストレス軽減プログラムで，「今ここ」に
「あるがまま」の心の状態，つまりマインドフルネス状態に達す
る方法です。一瞬一瞬の呼吸や体感に意識を集中します。たとえ
ば，呼吸の瞑想やボディスキャン，音に耳を澄ます瞑想がありま
す（ここで紹介するマインドフルネス瞑想を自分で行おうと思う方は，

119

## 呼吸瞑想

・自然な呼吸をする
・お腹に注意を向ける
・吸ったり吐いたりする感覚を感じる

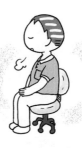

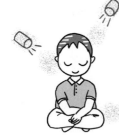

## ボディスキャン

・自然な呼吸
・スポットライトで頭の中を照らす
　イメージ
・ゆっくり，照らす位置を移動させる

## 音に注意を集中する瞑想

・複数の音から１つの音を選んで集中
・徐々にすべての音に意識を向ける

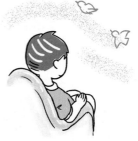

必ず詳細が書かれている本を読んでから行ってください)。

**・呼吸瞑想**

目を閉じて背筋を伸ばして座り,自然な呼吸をする。この時,お腹に注意を向け,吸ったり吐いたりする様子に集中してその感覚を感じ取る。

**・ボディスキャン**

目を閉じて背筋を伸ばして座り,自然な呼吸をする。スポットライトで頭の中を照らし出すイメージを作り,ゆっくりと両目,ほほ,顎,胴体,足,足先と順々に照らす位置を移動させて最後に体からスポットライトをはずす。

**・音に注意を集中する瞑想**

楽な姿勢をとり,聞こえてくる複数の音の中から,何か1つの音を選んで集中する。次に,徐々にすべての音に意識を向け,同時に聴くようにする。

ただし,ファリアスら(Farias et al., 2020)によれば,不安障害やうつ病,PTSDなどの人は,マインドフルネスによってかえって症状が悪化することもあるといい,自身の判断で行うことは避けた方がよいかもしれません。

## 8.6 身体をリラックスさせる呼吸法

私たちは,緊張すると呼吸が速くなったり,驚くと一瞬息が止まったりしますが,寝ているときはゆっくりと呼吸しています。

こうして無意識にしている呼吸ですが，呼吸と自律神経は密接に関係しています。この呼吸のメカニズムを利用して身体をリラックスさせる手法が**呼吸法**です。どこででも手軽にでき，ストレス低減にも有効だとされています。

呼吸法は，まず体の力を抜くところから始まります。呼吸法を誰かに習う場合は，「楽な姿勢で座ってください」「軽く目を閉じても構いません」などリラックスするように言われます。体の力が抜けると，次は，普段の呼吸のまま，自分の息に注意を向けるよう指示されます。「息が体に入って出ていく実際の感覚に集中してください」「呼吸について考える必要はありません。ただその感覚を体験してください」「意識が呼吸から離れていることに気づいたら，そっと呼吸の感覚に意識を戻してください」などです。

このような指示者がいない場合は，一人で行うこともできます。ただし，集中のあまり一所懸命に呼吸すると，交感神経を刺激し逆効果になります。こういう時は，呼吸のリズムに集中すると良いでしょう。手法はさまざまですが，「息を吸う―止める―息を吐く」の３つのステップでそれぞれの時間を調節すると，自然と注意が向きます。長さもさまざまですが，たとえば，「吸う―止める―吐く」を「２：１：４」の長さを目安にして，ゆっくりと続けてみましょう。心の中で数を数えてもよいでしょう。その間もリラックスしつつできるだけ**呼吸に注意を向け**，注意が逸れたらそっと戻します。全身のリラックスを体感できるでしょう（呼吸器や循環器などに病気がある方は医師と相談してください）。

呼吸法の効果を調べるため，実験参加者にネガティブな感情を

呼吸と自律神経は密接に関係している

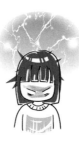

8

楽な姿勢で座る
軽く目を閉じる
自分の息に注意を向ける

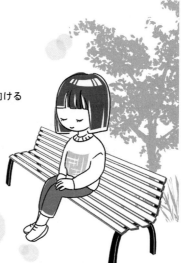

息を吸う　止める　吐く

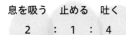

2　：　1　：　4

引き起こす画像を見せるという研究が行われました。その結果，呼吸法を行った参加者は，画像を見てもネガティブ感情がさほど湧きおこらず，また自分からより積極的に画像を見ようとする傾向が確認されました。呼吸法によって感情調節がうまくできたのだろうと考えられます。

## 8.7　感情が周りに伝わる情動伝染

　皆さんは，笑顔の人を見てこちらも笑顔になる，悲しむ人を見るとこちらまで悲しくなる，という経験があるでしょう。他者の感情が周りの人に伝わること**情動伝染**といいます。この情動伝染は，次の2つのプロセスを経て生まれることが知られています。

　まず，他者の表情を見ることで自分のミラーニューロンが働き，そこから表情筋も動いてしまうというプロセスです。たとえば，他者が笑っているのを見ると，自分の笑うニューロンが刺激され，自分も笑った表情になるということです。

　次のプロセスは，運動模倣によって末梢の筋肉の状態とその動きから，感情中枢である島や扁桃体を経て自律神経の同調が起こるというものです。先ほどの例ですと，表情筋が収縮したという情報は感情中枢に伝わるので，自分の自律神経が笑った状態に同調してしまう，つまり面白いとか楽しいといった感情に変化します。自分の表情が変化し，また自分の感情も変化するのです。

　この情動伝染効果を発揮させるには，2つポイントがあります。まず一つは，ある程度相手の顔を長く見た方がよいというもので，たとえば30秒以上などといわれています。もう一つは，ごく親し

情動伝染

他人の感情が周りの人に伝わること

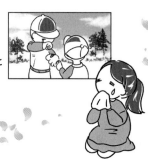

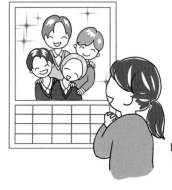

2つのプロセス

他人が笑うのを見る

自分の「笑う」ニューロンが
刺激を受ける

⬇

自分の表情筋が動く

感情中枢が働く
（島や扁桃体）

自分も楽しくなる

い人や仲間の方が，この効果が生じやすいという点です。ですから，自分が好感を持つ人や好きなタレントがニッコリ笑っている動画や画像を見ることによって，こちらの気持ちも明るくなることが期待できるのです。

## 8.8 音楽の効果と情動伝染

### ・音楽の効果

音楽を聴くことで，私たちは癒されたり，元気をもらったりします。産業革命が起こる以前，部族社会であった頃には「音楽は薬である」という考えもありました。そして，インドネシアの伝統音楽・ガムラン（祭りや儀式の中でガムランは，神々や精霊と交信したり，悪霊や災霊を祓い清めるための音楽として演奏されている）や声明（日本の仏教の儀式・法要で僧が唱える声楽の総称）など，現代までさまざまな癒しの儀式が行われてきましたが，それにはたいてい歌や楽器演奏があり，音楽は人類の歴史に深く根ざしているといえます。

試合前のアスリートはスタミナやモチベーションを高めるために音楽を聴くとも聞きますし，また音楽は，心配事や不安の軽減にも有効だとされています。こうした音楽がもつ効用を，医療，介護，教育などのさまざまな分野で取り入れるため，音楽療法などが研究されています。

あるとき，ラジオアナウンサーが脳卒中で倒れました。一命をとりとめ，幸いにも会話，音楽，環境音を正常に識別する能力は残っていました。その彼には病前，ラジオ局で夜勤した後は必ず，

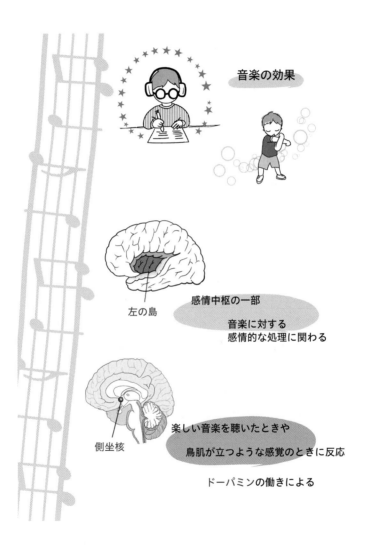

音楽の効果

左の島

感情中枢の一部

音楽に対する
感情的な処理に関わる

側坐核

楽しい音楽を聴いたときや

鳥肌が立つような感覚のときに反応

ドーパミンの働きによる

8

リラックスのためにクラシック音楽を聴くという習慣があり，中でもラフマニノフの前奏曲を聴くと，特別な高揚感や幸福感が湧きおこっていました。しかし，脳卒中後1年以上経っても，彼はこうした感情を二度と経験することはありませんでした。彼の脳は音楽を正常に認識していましたが，音楽に対する感情反応が失われてしまっていたのです。

　彼の脳画像検査の結果からは，感情中枢の一つである左の島が音楽的感情処理に関与していることがわかりました。ちなみに，一般的に楽しい音楽だと感じると側坐核が反応します。側坐核は音楽を聴いて鳥肌が立つような感覚になるときにも反応し，この部位のドーパミンの働きによるものであることが知られています。

　私たちのウェルビーイングにも寄与する可能性をもつ音楽。経験としてその効果を体感しつつも，非科学的とも思われる音楽ですが，徐々に研究が進みエビデンスが蓄積されてきています。

### ・音楽の情動伝染

　テンポがゆっくりでピッチ（音の高さ）も低い，リラックスできる音楽を聴くと，ストレスや不安が軽減されることがわかっています。また，痛みを伴う手術後に音楽を聴くと，（効果はそれほど大きくはありませんが）痛みが軽減でき鎮痛剤の必要量が減少し，一般に，術後にリラックスできる音楽を聴くと，ストレスホルモンである血中コルチゾールが大幅に減少することがわかっています。他にも，音楽を聴くと，心拍数，脈拍，血圧，体温，皮膚コンダクタンス（電流の通りやすさ），筋肉の緊張などが調節されるとされています。

　音楽自体がもたらすもう一つの効果は，情動伝染です。たとえ

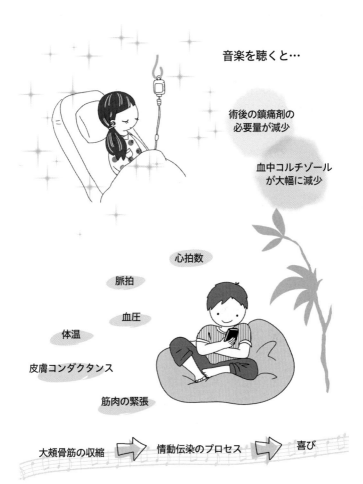

音楽を聴くと…

術後の鎮痛剤の
必要量が減少

血中コルチゾール
が大幅に減少

8

心拍数

脈拍

血圧

体温

皮膚コンダクタンス

筋肉の緊張

大頬骨筋の収縮 ⇒ 情動伝染のプロセス ⇒ 喜び

ば，にっこり笑うときに口角を引き上げる役目をする大頬骨筋という筋肉があるのですが，楽しい音楽を聴くと，この筋肉が無意識に収縮し，皮膚コンダクタンスと呼吸数を上げることがわかっています。先ほどの情動伝染（8.7節）と同じ仕組みで，楽しい表情を作る筋肉が収縮することで，主観的な感情（たとえば喜び）を引き起こすのだと考えられます。

　興味深いことに，音楽と私たちの言葉を使った感情表現は，聴覚的に似ているのだそうです。たとえば私たちがとても嬉しいとき，発話テンポは速くなりますし，声も大きくなるでしょう。また声の高低の幅も大きいそうです。そして，喜びを表現した音楽も聴覚的には同じ特徴をもっているということです。このことから音楽は，発話や音声がもつ韻律（音調，強勢，リズムなど）という聴覚的な特徴を通じて，情動伝染のプロセスを呼び起こすことができると考えられます。

付　録

# 脳はどのようにして
# 働いているのか

　ここまではウェルビーイングをめぐる最新の脳科学を紹介して
きましたが，最後に復習も兼ねて脳の働きについてみていきたい
と思います。

## 1　私たちが見ている世界は推論の結果である

　下の図を見れば，皆さんはすぐに円柱が立っていて，右の方に
光源があるということがわかります。これを知覚といいますが，
知覚とは個々人が網膜像から推論した結果です。つまり我々が見
ている世界は，決して客観的なものではなくて，網膜像から3次
元の世界の状態を推論した結果なのです。

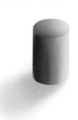

そもそも絵なので2次元なのに3次元に「見えているだけ」だということ，さらにこれを単に2次元の濃淡のある絵として見ることは困難であることを，ここで確認しておきます。

　我々が接する環境の状態は直接わかるのではなく，推論しなければならないという点を強調する目的で，環境の状態を「隠れ状態」といいます。網膜像の背後（向こう）に隠された状態という意味です。また直接与えられるのは網膜像だけであり，これを「感覚状態」といいます。ですから，知覚とは感覚状態から隠れ状態を推論することなのです。このことを最初に指摘したのが，物理学，心理学，医学界で活躍したヘルムホルツで，彼は知覚の機能を「無意識的推論」と呼びました。本書で取り上げてきた痛みも，感覚信号から推論した結果です。だから痛くないと思えば，痛くなくなることもあるのです（5.1や5.2などの節を参照）。

## 2 知覚は脳が発する信号

　それでは，脳はどうやって外環境の状態を推論しているのでしょうか。まず外環境の状態は，網膜や鼓膜などの感覚受容器を通じて感覚信号として脳へ入力され，この感覚信号をもとに外の世界はこうなっているんじゃないかという推論を行います。通常，環境の隠れ状態に対する推論内容を信念といいます。そしてこの信念をもとに，新たに脳は信号を作り出します。これが予測信号です。次いでこの両者（感覚信号と予測信号）に差がないかを脳でチェックします。感覚信号sから予測信号pを引くと，その差

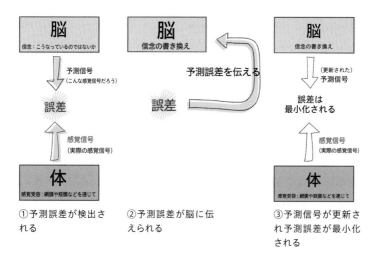

①予測誤差が検出される

②予測誤差が脳に伝えられる

③予測信号が更新され予測誤差が最小化される

（予測誤差 e ）が算出できます。つまり e＝s－p となり，脳では感覚信号 s を予測信号 p で抑制する（マイナスに作用する）ことによって予測誤差 e が計算されます。

　予測信号は信念によって計算されたものですので，予測信号によって感覚信号を抑えることができれば（予測誤差がゼロであれば），この信念が外環境の隠れ状態だといえます。しかし，最初は完全に抑えることができない場合が多く，ここで予測誤差が生じます（図①）。この誤差は脳に伝えられます（図②）。すると今度は，脳が予測誤差に基づき信念を更新します。そうすることにより誤差は最小化され（図③），ここではじめて正しく外環境の隠れ状態を推論でき，正しい信念をもつことができます。これが，おそらく0.1秒とか0.2秒の間に書き換えられて，私たちは外の世界がどうなっているのか，ぱっとわかるのです。

　この予測誤差は，大脳皮質の表面に近いところにある錐体細胞

で検出されているため，予測誤差が生じた場合ミスマッチ陰性電位と呼ばれる脳波が脳の表面で記録されやすいことが知られています。ミスマッチ陰性電位は，たとえば期待していた音と異なる高さの音が聞こえたときに記録されます。

## 3 信号から内臓の状態を知覚する

　私たちは，内臓の状態（隠れ状態）も知覚しています。内臓から脳に信号が伝わり，この信号から内臓の状態を知覚するのです。先に外環境の知覚の話をしましたが，それと同様に，内臓も環境なのです（外環境と区別して内環境といいます）。ですから，外環境を知覚するのと同じように，内臓に関しても知覚しているのです。ただし，外環境の感覚状態を伝える神経は感覚神経と呼ばれるのに対して，内環境の感覚状態を伝える神経は自律神経と呼ばれています（内臓をコントロールするのも自律神経です）。

　前節で述べたように，正確な環境の予測を行うには，予測誤差を小さくする必要があります。もしうまく環境を予測できないと，外環境に対しては幻覚に，内環境に対しては不安障害などの感情障害につながります。この部分を少し詳しく説明しましょう。

　ここでの予測は感覚信号の予測です。たとえば，視覚であれば，網膜像に対応する視神経の信号が感覚信号です。私たちが利用できるのは，この視神経の信号だけです。この感覚信号から外の世界の状態（隠れ状態）を無意識的に推論しているのです。もし感覚信号を正確に予測できなければ，予測誤差が生じます。この予測誤差をごく短い時間で最小にすることによって，脳（私たち）

は外界の状態がわかるのです。ところで，予測信号が強すぎることで，感覚信号をほとんど評価しない状態（つまり予測誤差がほぼない状態）が生じることがあります。ここでいう強い信号とは，信号の振幅が大きいという意味ではありません。この意味については140ページの注で詳しく説明します。そうすると，感覚信号とは無関係に外の世界を推論してしまいます。繰り返しになりますが，私たちが意識できるのは，感覚信号ではなく，この予測信号です。ですからこれはまさに幻覚になるのです。幻覚は統合失調症の一つの症状として知られており，中枢におけるドーパミンの働きが強すぎるためにおこると考えられています（ドーパミン仮説）。同様に，不安障害の場合，強い内受容感覚を予測してしまうために，そちらの予測信号が意識に上ると考えられています。

# 4 運動ができるのは

　私たちが手を動かそうとするとき，脳から筋肉に神経を通じて神経信号（神経信号は電気信号です）を送らなければ手は動いてくれません。手も他の部位も同様です。しかし，内臓は脳からの信号が来なくてもホメオスタシス機構によって活動しています。ただし，内臓の活動を変えるときは（これはアロスタシスと呼ばれる機能です），脳からの信号を伝える必要があります。

　脳から神経を通って骨格筋へ電気信号が伝えられると，筋肉は収縮します。筋肉が収縮すると関節が曲がり，手足が動くのです。ではこの信号はどこから来るのでしょうか。次頁の図は人間の脳の図です。左が脳の前（額の方）で右が脳の後ろ（後頭部）です。

運動野と体性感覚野は隣り合っている

一次体性感覚野

運動野

手

足

舌

顔

処理される体の部位もほぼ隣り合っている

筋肉に電気信号を送るところが運動野です。運動野を外部から電気刺激すると，刺激する場所によって足が動いたり，手が動いたり，口が動いたりします。

　運動野の後ろには，体の一部を触ると反応する場所があり，ここを体性感覚野といいます。運動野の中で手を動かす場所のすぐ横に位置する一次体性感覚野は，手を触られたときに反応する部位になっています。つまり，運動野と体性感覚野で処理される体の部位がほぼ隣り合っているのです。

　一方，内臓に電気信号を送っているところは，脳の内側（内側面）から見えるところにある前帯状皮質です。これはペインマトリックスの中の痛みの感情面に関係する場所でしたね。ここから自律神経を通じて内臓の筋肉に電気信号が送られます。ちなみに，内臓からの信号は内臓感覚皮質と呼ばれる島に伝えられます。

# 5 ˗ 運動実行の仕組み

　思うように筋肉が収縮してくれないと，コップを持つとか，物を投げるといった行動ができません。ではどのようにしてそれが可能になるのでしょうか。最新の脳科学の理論（8節の自由エネルギー原理を参照してください）では次のように考えられています。何か物をつかもうとすると，つかむ直前に，つかんだときの筋感覚を運動野から送るのです。筋感覚は言うまでもなく感覚信号ですが，まだつかんでいない未来の感覚信号です。つまり未来の筋感覚を運動野から送るのです。それでなぜ手はきちんと動くのでしょうか。

　実は，アルファ運動ニューロンというニューロンが脊髄にあります。筋肉から瞬間瞬間の筋感覚をこのアルファ運動ニューロンに送っているということは古くから知られていました。またアルファ運動ニューロンから筋肉へも信号が送られています。つまり神経回路はループになっているのです。このループのことを反射弓といいます（次頁図参照）。

　運動野からアルファ運動ニューロンへ送られてくるのは，未来の筋感覚です。一方，筋肉からアルファ運動ニューロンへ送られてくるのは，今の筋感覚です。すると，まだ物をつかんでいませんから，両者の間に誤差が生じます。これは片方が未来の筋感覚なので予測誤差ですね。この予測誤差は，実は反射弓の仕組みによって，予測誤差が0になるように筋肉が収縮します。

　筋肉を動かすことによって，つまり運動することによって，この（自己受容感覚の）期待（予測）を実現しているという意味で

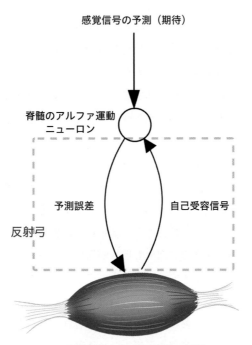

感覚信号の予測（期待）

脊髄のアルファ運動
ニューロン

予測誤差 ／ 自己受容信号

反射弓

予測誤差＝自己受容信号−予測

「運動は期待の自己実現である」といわれています。私たちの運動は，自分がこうしたい，こういう感覚が欲しいということを脳から送って，その期待された感覚が実現されるように反射弓が動いて，実行されるのです。

　随意運動は自分の意志に基づく運動です。これまで随意運動には反射機能は使われていないと思われていたのですが，ここで説明したように，随意運動でも反射が重要なのです。もう一つは医療の領域で働く人たち，たとえば理学療法や作業療法などの仕事をしている人たちは，運動機能が非常に低下している人のリハビリテーション，つまり運動ができるように訓練をする仕事をしています。こうした人たちにとっても大切なのは，自己受容感覚をしっかりと知覚させることなのです。もう一つは，さまざまな病気（たとえば脳梗塞や脳出血など）により，運動機能が非常に低下した人に対して，疾患や状態に応じた運動リハビリテーションが施されます。そうしたプログラムでも大切になってくることは，患者が自己受容感覚をしっかりと知覚できるようになることです。

　内臓・血管と脳幹の間にも同様のループ構造があり，これをホメオスタシス反射弓といいます。随意運動と同様に，内臓運動皮質である前帯状皮質からの信号が予測信号としてこのホメオスタシス反射弓に伝えられて，予測誤差が小さくなるように自動的に働いているのです。教室で「前に出てきて説明してください」と突然言われると心拍数が上がるのは，このような仕組みが働いているのです（アロスタシス）。

## 6 感覚信号と予測信号のバランスが重要

　先に述べたように，脳は感覚信号の予測信号を出します。感覚信号との誤差がなければそのままで正しく外環境を捉えていることになります。誤差があれば修正します。おおまかにはこれで正しいのですが，脳の仕組みはもうすこし複雑になっています。たとえば，予測信号が弱いとします（注参照）。すると，本当は推論が合っている場合でも信号が弱いと常に誤差が出てしまうのです。下から来る感覚信号とぴったり合わないとゼロにはなりません。予測信号は信念を表しているので，信念が弱いと常に感覚信号の方が勝つのです。したがって，予測信号が弱いと常に予測誤差が生まれるため，信念を書き換えなければいけません。つまり感覚に振り回されてしまうのです。信念を表す予測信号が感覚信号に合わないときの状態をサプライズと言います。ですから信念の信号が弱いと，いつもサプライジングなのです。発達障害の中でも自閉症スペクトラムの特性はこのような考え方で説明されていて，実験的にも実証されつつあります。発達障害については次節でお話しします。

---

　（注）信号が強い（あるいは弱い）というのは，厳密には信号の時間的バラツキ（分散）が小さい（あるいは大きい）ことに対応します。そして分散が小さい信号は信頼度が高いので，信号の精度が高いといえます。たとえば過去の生徒の成績から次の試験の成績を予測することを考えてみましょう。生徒の成績が60点，80点……と毎回大きく変化する（分散が大きい）生徒より，常にほぼ70点の成績を出している（分散が小さい）生徒の方が，平均点は同じでも次の成績の予測の精度が上がります。

# 7　発達障害と予測信号

　大人になってから，突然話し言葉がわからなくなる人もいます。たとえばある日，目が覚めたら日本語が全部外国の言葉に聞こえて，言葉の意味が全くわからなくなるようなことがあります。これはウェルニッケ失語といいます。また自分が言いたいことは頭の中で全部まとまっているのに言葉として組み立てることができない。つまり言葉としてきちんと話すことができなくなるようなこともあります。これをブローカ失語といいます。多くの場合，このようなことは言語の中枢につながる脳の血管が詰まることによって起きます。血管が詰まることによって言語の中枢に酸素が補給されなくなるからです。このような例は，後天的な障害です。

　一方，「発達障害」は，子どもが胎児から乳児，幼児，児童……と成長・発達する中で気づかれるケースが多いものの，後天的な障害とは全く異なります。発達の偏りや遅れがない子どもの発達を定型発達というのに対して何らかの神経学的な原因により発達に偏りや遅れが生じる場合を発達障害といいます。

　子どもの発達といえば出生時を起点に考えがちですが，そうではありません。子どもの神経発達を考えるうえでは，受精卵からの成長も含めて考えるべきです。この時期の子ども（胎児）にとって，母体の状態は非常に大切です。なぜなら胎内環境が胎児にとっての外環境となるからです。そして環境が子どもの発達に重要な影響を及ぼすという点では，出産までの外環境，つまり胎内環境もまた発達にとって重要な要因であるといえるでしょう。もちろん，母体環境は発達障害の要因の一部でしかなく，他にもさ

まざまな要因との関係が指摘されています。いずれにしても，大切なことは早期発見です。子どもの自閉症スペクトラムの場合ですとだいたい3歳くらいでわかることが多いようです。早い場合は新生児の運動の様子でもわかるようです。

　さて発達障害の最も重要な要因が，GABAスイッチと呼ばれるものです。GABAは胎児の間は興奮性の神経伝達物質として働くのですが，誕生後しばらくすると抑制性の神経伝達物質に変わります。そしてGABAが抑制性になると，臨界期が始まり，脳は環境に適応して神経回路を作り上げていきます。しかしこの興奮性から抑制性への変更がうまくいかなかった場合には，臨界期が遅れるだけでなく，抑制が弱いことからさまざまな機能の変化が生じると考えられます。その一つが予測誤差の評価です。予測誤差は感覚信号から予測信号を引き算して得られるものなので，予測誤差を計算するときには予測信号が抑制性（−）に働くのです。

　もし抑制性の予測信号が感覚信号と比較して弱い場合には，予測によって感覚信号が抑えられず，予測誤差が常に大きくなります。そのため外界の大局的な特徴に基づいた認知がうまくできず，細部のわずかな差にも敏感になってしまいます。言い換えれば，感覚信号を過度に正確に捉えようとするために，より高いレベルの構造情報が犠牲になるのです。さらに予測能力が低いことからコミュニケーション場面などを避けて，常に安定した環境で過ごしたいという強い要求につながるのです。このような考え方で自閉症スペクトラムが説明されています。

# 8  自由エネルギー原理と能動的推論

　前節まで，脳の働きについてその概要を説明してきました。実はこの付録も含めて本書に書かれているさまざまな脳機能の知見は，最近非常に注目されている自由エネルギー原理または能動的推論をベースにまとめたものです。自由エネルギー原理は，2006年にフリストンによって提案され，その後急速に発展してきた生命科学の基本原理です。この原理は脳の機能のみならず，形態形成や発達，進化など実に多くの現象をたった一つの式で説明できるというきわめて魅力的な理論なのです（乾，2018：乾・阪口，2020：Parr et al., 2022）。中でも自由エネルギー原理を脳機能に適用した理論を，特に能動的推論と呼びます。ここではそのエッセンスを短くまとめてみたいと思います。

　自由エネルギー原理の基本的な考え方は，細胞や生物が存在するためにはダイナミックに変化する環境を的確に捉え，環境に対して運動を起こすことが必要だということが基本になっています。これまで説明してきたように，環境を捉える機能が知覚であり，それは人間の場合，ヘルムホルツの無意識的推論によって捉えられます。一方，細胞や生物が存在するためには，環境と相互作用することにより，不確実性（これをエントロピーと呼びます）をできるだけ小さくすることが必要です。この2つの機能，すなわち知覚と運動を一つの式で表すことができ，その式が不思議なことに，これもまたヘルムホルツが見いだした自由エネルギーの式と同じ式になるのです。自由エネルギーとは，システムの全エネルギーのうち，人間が自由に使えるエネルギー量のことです。そし

て自由エネルギーを小さくすることによって無意識的推論である知覚と環境に対する運動を適切に説明することができたのです。これまで知覚と運動を一つの理論によって説明したものはありませんでした。自由エネルギー原理は知覚と運動を統一的に説明できる最初の理論なのです。さらに自由エネルギーを小さくすることによって，ダイナミックに変化する環境の中で細胞から生物までがある一定の期間生存することを保証されます。この自由エネルギー原理は，多くの新しい観点から生命現象を捉えることを可能にしました。本書は，この新しい観点から，知覚や運動さらにはウェルビーイングにいたるまで，その背後にある仕組みについて紹介してきました。本書が皆さんのウェルビーイング追求の一助となれば幸甚です。

# 参 考 文 献

## 1. 1

Goldstein, P., Shamay-Tsoory, S. G., Yellinek, S., & Weissman-Fogel, I. (2016) Empathy predicts an experimental pain reduction during touch. *The Journal of Pain*, **17**, 1049-1057.

Goldstein, P., Weissman-Fogel, I., & Shamay-Tsoory, S. G. (2017) The role of touch in regulating inter-partner physiological coupling during empathy for pain. *Scientific Reports*, **7**, 3252.

## 1. 2

乾　敏郎 (2013) 脳科学からみる子どもの心の育ち——認知発達のルーツをさぐる　ミネルヴァ書房

乾　敏郎 (2014) ヒトのミラーニューロンシステム．BRAIN and NERVE (神経研究の進歩)，**66**，pp. 647-653.

## 1. 3

de Guzman, M., Bird, G., Banissy, M. J., & Catmur, C. (2016) Self-other control processes in social cognition: from imitation to empathy. *Philosophical Transactions of the Royal Society B: Biological Sciences*, **371**(1686), 20150079.

Fitzgibbon, B. M., Giummarra, M. J., Georgiou-Karistianis, N., Enticott, P. G., & Bradshaw, J. L. (2010) Shared pain: from empathy to synaesthesia. *Neuroscience & Biobehavioral Reviews*, **34**(4), 500-512.

## 1. 4

Goldstein, P., Weissman-Fogel, I., Dumas, G., & Shamay-Tsoory, S. G. (2018) Brain-to-brain coupling during handholding is associated with pain reduction. *Proceedings of the National Academy of Sciences of the United States of America*, **115**, E2528-E2537.

### 1. 5

Bytomski, A., Ritschel, G., Bierling, A., Bendas, J., Weidner, K., & Croy, I. (2020) Maternal stroking is a fine-tuned mechanism relating to C-tactile afferent activation: An exploratory study. *Psychology & Neuroscience*, **13**, 149-157.

Fairhurst, M. T., Löken, L., & Grossmann, T. (2014) Physiological and behavioral responses reveal 9-month-old infants' sensitivity to pleasant touch. *Psychological Science*, **25**, 1124-1131.

### 1. 6

Eisenberger, N, I., & Lieberman, M, D. (2004) Why rejection hurts: a common neural alarm system for physical and social pain. *Trends in Cognitive Sciences*, **8**, 294-300.

### 2. 1

乾　敏郎（2018）感情とはそもそも何なのか――現代科学で読み解く感情のしくみと障害　ミネルヴァ書房

### 2. 2

乾　敏郎（2013）脳科学からみる子どもの心の育ち――認知発達のルーツをさぐる　ミネルヴァ書房

### 2. 3

乾　敏郎（2013）脳科学からみる子どもの心の育ち――認知発達のルーツをさぐる　ミネルヴァ書房

Lee, D. N., & Reddish, P. E. (1981) Plummeting gannets: A paradigm of ecological optics. *Nature*, **293**, 293-294.

### 3. 2

Aziz, Q., & Ruffle, J. K. (2019) The neurobiology of gut feelings. In Tsakiris, M., & De Preester, H. (Eds.) *The Interoceptive Mind: From Homeostasis to Awareness*, Oxford University Press, pp. 80-101.

乾　敏郎（2018）感情とはそもそも何なのか――現代科学で読み解く感

情のしくみと障害　ミネルヴァ書房

乾　敏郎（2022）自由エネルギー原理——内受容感覚にもとづく意識の
神経基盤. 生体の科学, **73**, pp. 70-74.

## 3.3

乾　敏郎（2018）感情とはそもそも何なのか——現代科学で読み解く感
情のしくみと障害　ミネルヴァ書房

## 3.5

乾　敏郎（2018）感情とはそもそも何なのか——現代科学で読み解く感
情のしくみと障害　ミネルヴァ書房

Stephan, K. E., Manjaly, Z. M., Mathys, C. D., Weber, L. A., Paliwal, S., Gard,
T., et al.（2016）Allostatic self-efficacy: A metacognitive theory of
dyshomeostasis-induced fatigue and depression. *Frontiers in Human
Neuroscience*, **10**, Article 550.

## 4.1

Aziz, Q., & Ruffle, J. K.（2019）The neurobiology of gut feelings. In
Tsakiris, M., & De Preester, H.（Eds.）*The Interoceptive Mind: From
Homeostasis to Awareness*, Oxford University Press, pp. 80-101.

## 4.2

Duncan, S., & Barrett, L. F.（2007）Affect is a form of cognition: A neuro-
biological analysis. *Cognition and Emotion*, **21**, 1184-1211.

乾　敏郎（2018）感情とはそもそも何なのか——現代科学で読み解く感
情のしくみと障害　ミネルヴァ書房

Joffily, M., & Coricelli, G.（2013）Emotional valence and the free-energy
principle. *PLoS Computational Biology*, **9**, e1003094.

## 4.3

Miller, M., Kiverstein, J., & Rietveld, E.（2022）The predictive dynamics of
happiness and well-being. *Emotion Review*, **14**(1), 15-30.

**4. 4**

乾　敏郎（2018）感情とはそもそも何なのか──現代科学で読み解く感情のしくみと障害　ミネルヴァ書房

乾　敏郎・阪口　豊（2020）脳の大統一理論──自由エネルギー原理とはなにか（岩波科学ライブラリー299）　岩波書店

Villano, W. J., Kraus, N. I., Reneau, T. R., Jaso, B. A., Otto, A. R., & Heller, A. S. (2023) Individual differences in naturalistic learning link negative emotionality to the development of anxiety. *Science Advances*, **9**(1), eadd2976.

**4. 5**

Bonaz, B., Lane, R. D., Oshinsky, M. L., Kenny, P. J., Sinha, R., Mayer, E. A., & Critchley, H. D. (2021) Diseases, disorders, and comorbidities of interoception. *Trends in Neuroscience*, **44**, 39-51.

Miller, M., Kiverstein, J., & Rietveld, E. (2022) The predictive dynamics of happiness and well-being. *Emotion Review*, **14**(1), 15-30.

**4. 6**

乾　敏郎・阪口　豊（2020）脳の大統一理論──自由エネルギー原理とはなにか（岩波科学ライブラリー299）　岩波書店

Miller, M., Kiverstein, J., & Rietveld, E. (2022) The predictive dynamics of happiness and well-being. *Emotion Review*, **14**(1), 15-30.

トーマス・パー／ジョバンニ・ペッツーロ／カール・フリストン（著）乾　敏郎（訳）（2022）能動的推論──心，脳，行動の自由エネルギー原理　ミネルヴァ書房（Parr, T., Pezzulo, G., & Friston, K. J. (2022) *Active Inference: the Free Energy Principle in Mind, Brain, and Behavior.* Cambridge, MA: MIT Press.）

**4. 7**

Fredrickson, B. L. (2013) Positive emotions broaden and build. In *Advances in experimental social psychology* (Vol. 47, pp. 1-53). Academic Press.

Fredrickson, B. L., & Branigan, C. (2005) Positive emotions broaden the scope of attention and thought-action repertoires. *Cognition & Emotion*, **19**, 313-332.

Miller, M., Kiverstein, J., & Rietveld, E. (2022) The predictive dynamics of happiness and well-being. *Emotion Review*, **14**(1), 15-30.

## 5.2

Kiverstein, J., Kirchhoff, M. D., & Thacker, M. (2022) An embodied predictive processing theory of pain experience. *Review of Philosophy and Psychology*, 1-26.

## 5.3

Baskin, D. S., Mehler, W. R., Hosobuchi, Y., Richardson, D. E., Adams, J. E., & Flitter, M. A. (1986) Autopsy analysis of the safety, efficacy and cartography of electrical stimulation of the central gray in humans. *Brain Research*, **371**(2), 231-236.

Mokhtar, M., Singh, P. (2021) *Neuroanatomy, Periaqueductal Gray*. Treasure Island, FL: StatPearls Publishing.

## 5.4

Rainville, P., Duncan, G. H., Price, D. D., Carrier, B., & Bushnell, M. C. (1997) Pain affect encoded in human anterior cingulate but not somatosensory cortex. *Science*, **277**, 968-971.

Santarnecchi, E., D'Arista, S., Egiziano, E., Gardi, C., Petrosino, R., Vatti, G., et al. (2014) Interaction between neuroanatomical and psychological changes after mindfulness-based training. *PloS one*, **9**(10), e108359.

## 5.5

Bytomski, A., Ritschel, G., Bierling, A., Bendas, J., Weidner, K., & Croy, I. (2020) Maternal stroking is a fine-tuned mechanism relating to C-tactile afferent activation: An exploratory study. *Psychology and Neuroscience*, **13**, 149-157.

**5. 6**

Fotopoulou, A., & Tsakiris, M. (2017) Mentalizing homeostasis: The social origins of interoceptive inference. *Neuropsychoanalysis*, **19**, 3–28.

Lindgren, L., Westling, G., Brulin, C., Lehtipalo, S., Andersson, M., & Nyberg, L. (2012) Pleasant human touch is represented in pregenual anterior cingulate cortex. *Neuroimage*, **59**, 3427–3432.

Olausson, H., Wessberg, J., Morrison, I., McGlone, F., & Vallbo, Å. (2010) The neurophysiology of unmyelinated tactile afferents. *Neuroscience and Biobehavioral Review*, **34**, 185–191.

**5. 7**

Olausson, H., Wessberg, J., Morrison, I., McGlone, F., and Vallbo, Å. (2010) The neurophysiology of unmyelinated tactile afferents. *Neuroscience & Biobehavioral Review*, **34**, 185–191.

Shamay-Tsoory, S. G., & Eisenberger, N. I. (2021) Getting in touch: A neural model of comforting touch. *Neuroscience & Biobehavioral Reviews*, **130**, 263–273.

**5. 8**

Goldstein, P., Weissman-Fogel, I., Dumas, G., & Shamay-Tsoory, S. G. (2018) Brain-to-brain coupling during handholding is associated with pain reduction. *Proceedings of the National Academy of Sciences of the United States of America*, **115**, E2528–E2537.

Goldstein, P., Weissman-Fogel, I., & Shamay-Tsoory, S. G. (2017) The role of touch in regulating inter-partner physiological coupling during empathy for pain. *Scientific Reports*, **7**, 3252.

**5. 9**

Korisky, A., Eisenberger, N. I., Nevat, M., Weissman-Fogel, I., & Shamay-Tsoory, S. G. (2020) A dual-brain approach for understanding the neural mechanisms that underlie the comforting effects of social touch, *Cortex*, **127**, 333–346.

Lamm, C., & Majdandžić, J. (2015) The role of shared neural activations, mirror neurons, and morality in empathy-A critical comment. *Neuroscience Research*, **90**, 15-24.

Peled-Avron, L., Goldstein, P., Yellinek, S., Weissman-Fogel, I., Shamay-Tsoory, S. G. (2018) Empathy during consoling touch is modulated by mu-rhythm: an EEG study. *Neuropsychologia*, **116**, 68-74.

Wager, T. D., Atlas, L. Y., Lindquist, M. A., Roy, M., Woo, C. W., & Kross, E. (2013) An fMRI-based neurologic signature of physical pain. *New England Journal of Medicine*, **368**, 1388-1397.

## 5. 10

Denison, E., Åsenlöf, P., & Lindberg, P. (2004) Self-efficacy, fear avoidance, and pain intensity as predictors of disability in subacute and chronic musculoskeletal pain patients in primary health care. *Pain*, **111**, 245-252.

Karasawa, Y., Yamada, K., Iseki, M., Yamaguchi, M., Murakami, Y., Tamagawa, T., et al. (2019) Association between change in self-efficacy and reduction in disability among patients with chronic pain. *PloS one*, **14**(4), e0215404.

Wicksell, R. K., Dahl, J., Magnusson, B., & Olsson, G. L. (2005) Using acceptance and commitment therapy in the rehabilitation of an adolescent female with chronic pain: A case example. *Cognitive and Behavioral Practice*, **12**(4), 415-423.

## 5. 11

Penner, L. A., Guevarra, D. A., Harper, F. W., Taub, J., Phipps, S., Albrecht, T. L., et al. (2016) Self-distancing buffers high trait anxious pediatric cancer caregivers against short-and longer-term distress. *Clinical Psychological Science*, **4**(4), 629-640.

Röder, C. H., Michal, M., Overbeck, G., van de Ven, B. G., & Linden, D. E. J. (2007) Pain responses in depersonalization: a functional imaging study using hypnosis in healthy subjects. *Psychotherapy and Psychosomatics*, **76**, 115-121.

Wang, T., Yang, L. L., Yang, Z., & Huang, X. T. (2019) Imagining my painful hand is not mine: Self-distancing relieves experimental acute pain induced by a cold pressor task. *The Journal of Pain*, **20**(3), 358-365.

**6. 1**

乾 敏郎 (2018) 感情とはそもそも何なのか——現代科学で読み解く感情のしくみと障害 ミネルヴァ書房

**6. 2**

Dantzer, R., Heijnen, C. J., Kavelaars, A., Laye, S., & Capuron, L. (2014) The neuroimmune basis of fatigue. *Trends in Neurosciences*, **37**, 39-46.

**6. 3**

Dantzer, R., Heijnen, C. J., Kavelaars, A., Laye, S., & Capuron, L. (2014) The neuroimmune basis of fatigue. *Trends in Neurosciences*, **37**, 39-46.

乾 敏郎 (2022) 自由エネルギー原理——ホメオスタシス維持によるあらゆる脳機能の実現 横澤一彦 (編) 認知科学講座 4巻 心をとらえるフレームワークの展開 東京大学出版会, pp. 109-139.

Stephan, K. E., Manjaly, Z. M., Mathys, C. D., Weber, L. A., Paliwal, S., Gard, T., et al. (2016) Allostatic self-efficacy: A metacognitive theory of dyshomeostasis-induced fatigue and depression. *Frontiers in Human Neuroscience*, **10**, Article 550.

**6. 4**

Harrison, N. A., Brydon, L., Walker, C., Gray, M. A., Steptoe, A., Dolan, R. J., et al. (2009) Neural origins of human sickness in interoceptive responses to inflammation. *Biological Psychiatry*, **66**, 415-422.

乾 敏郎 (2018) 感情とはそもそも何なのか——現代科学で読み解く感情のしくみと障害 ミネルヴァ書房

Larson, S. J., Romanoff, R. L., Dunn, A. J., & Glowa, J. R. (2002) Effects of interleukin-1 β on food-maintained behavior in the mouse. *Brain, Behavior, and Immunity*, **16**(4), 398-410.

## 6. 5

Larun, L., Brurberg, K. G., Odgaard-Jensen, J., & Price, J. R. (2019) Exercise therapy for chronic fatigue syndrome. *Cochrane Database of Systematic Reviews*, 2019, Issue 10. Art. No.: CD003200.

Stephan, K. E., Manjaly, Z. M., Mathys, C. D., Weber, L. A., Paliwal, S., Gard, T., et al. (2016) Allostatic self-efficacy: A metacognitive theory of dyshomeostasis-induced fatigue and depression. *Frontiers in Human Neuroscience*, **10**, Article 550.

Sudre, C. H., Murray, B., Varsavsky, T., Graham, M. S., Penfold, R. S., Bowyer, R. C., et al. (2021) Attributes and predictors of long COVID. *Nature Medicine*, **27**(4), 626-631.

## 7. 3

Bonaz, B., Lane, R. D., Oshinsky, M. L., Kenny, P. J., Sinha, R., Mayer, E. A., et al. (2021) Diseases, disorders, and comorbidities of interoception. *Trends in Neuroscience*, **44**, 39-51.

Boyle, M. P., Brewer, J. A., Funatsu, M., Wozniak, D. F., Tsien, J. Z., Izumi, Y., et al. (2005) Acquired deficit of forebrain glucocorticoid receptor produces depression-like changes in adrenal axis regulation and behavior. *Proceedings of the National Academy of Sciences*, **102**, 473-478.

Danese, A., & McEwen, B. S. (2012) Adverse childhood experiences, allostasis, allostatic load, and age-related disease. *Physiology & Behavior*, **106**, 29-39.

Hermans, E. J., Van Marle, H. J., Ossewaarde, L., Henckens, M. J., Qin, S., Van Kesteren, M. T., et al. (2011) Stress-related noradrenergic activity prompts large-scale neural network reconfiguration. *Science*, **334** (6059), 1151-1153.

Stojanovich, L. (2010) Stress and autoimmunity. *Autoimmunity Reviews*, **9**, A271-A276.

### 7.4

Manjaly, Z. M., Harrison, N. A., Critchley, H. D., Do, C. T., Stefanics, G., Wenderoth, N., et al. (2019) Pathophysiological and cognitive mechanisms of fatigue in multiple sclerosis. *Journal of Neurology, Neurosurgery and Psychiatry*, **90**, 642-651.

Petzschner, F. H., Garfinkel, S. N., Paulus, M. P., Koch, C., & Khalsa, S. S. (2021) Computational models of interoception and body regulation. *Trends in Neurosciences*, **44**, 63-76.

Petzschner, F. H., Weber, L. A. E., Gard, T., & Stephan, K. E. (2017) Computational psychosomatics and computational psychiatry: toward a joint framework for differential diagnosis. *Biological Psychiatry*, **82**, 421-430.

### 8.3

Gallagher, S. (2000) Philosophical conceptions of the self: implications for cognitive science. *Trends in Cognitive Sciences*, **4**, 14-21.

乾　敏郎 (2009) イメージ脳　岩波書店

### 8.4

Dambrun, M., Berniard, A., Didelot, T., Chaulet, M., Droit-Volet, S., Corman, M., et al. (2019) Unified consciousness and the effect of body scan meditation on happiness: alteration of inner-body experience and feeling of harmony as central processes. *Mindfulness*, **10**, 1530-1544.

Kabat-Zinn, J. (2015) Mindfulness. *Mindfulness*, **6**, 1481-1483.

Zeidan, F., Martucci, K. T., Kraft, R. A., Gordon, N. S., McHaffie, J. G., & Coghill, R. C. (2011) Brain mechanisms supporting the modulation of pain by mindfulness meditation. *Journal of Neuroscience*, **31** (14), 5540-5548.

### 8.5

Farias, M., Maraldi, E., Wallenkampf, K. C., & Lucchetti, G. (2020) Adverse events in meditation practices and meditation-based therapies: a systematic review. *Acta Psychiatrica Scandinavica*, **142** (5), 374-393.

### 8. 6

佐藤和彦 (2009) リラクセーション手法としての呼吸法. 心身健康医学, **5**, 93-101.

Weng, H. Y., Feldman, J. L., Leggio, L., Napadow, V., Park, J., & Price, C. J. (2021) Interventions and manipulations of interoception. *Trends in Neurosciences*, **44**, 52-62.

### 8. 7

Franklin, Z. (2019) Emotional contagion: How we mimic the emotions of those similar to us. *Berkeley Scientific Journal*, **24**, 18-20.

Prochazkova, E., & Kret, M. E. (2017) Connecting minds and sharing emotions through mimicry: A neurocognitive model of emotional contagion. *Neuroscience & Biobehavioral Reviews*, **80**, 99-114.

### 8. 8

Griffiths, T. D., Warren, J. D., Dean, J. L., & Howard, D. (2004) "When the feeling's gone": a selective loss of musical emotion. *Journal of Neurology, Neurosurgery and Psychiatry*, **75**, 344-345.

Juslin, P. N., & Laukka, P. (2003) Communication of emotions in vocal expression and music performance: Different channels, same code? *Psychological Bulletin*, **129**, 770-814.

Koelsch, S. (2012) Brain and music. John Wiley & Sons. (佐藤正之 (編訳) 橘　亮輔・田部井賢一・小野健太郎・森　数馬 (訳) (2015) 音楽と脳科学――音楽の脳内過程の理解をめざして　北大路書房)

Koelsch, S. (2014) Brain correlates of music-evoked emotions. *Nature Reviews Neuroscience*, **15**, 170-180.

Lundqvist, L. O., Carlsson, F., Hilmersson, P., & Juslin, P. N. (2009) Emotional responses to music: Experience, expression, and physiology. *Psychology of Music*, **37**, 61-90.

## 付　録

乾　敏郎（2018）感情とはそもそも何なのか——現代科学で読み解く感情のしくみと障害　ミネルヴァ書房

乾　敏郎（2018）脳・身体からみる子どもの心——認知発達の原理から考える．発達，**155**, pp. 2-8.

乾　敏郎（2022）自由エネルギー原理——ホメオスタシス維持によるあらゆる脳機能の実現　横澤一彦（編）認知科学講座 4 巻 心をとらえるフレームワークの展開　東京大学出版会，pp. 109-139.

乾　敏郎・阪口　豊（2020）脳の大統一理論——自由エネルギー原理とはなにか（岩波科学ライブラリー299）　岩波書店

Lawson, R. P., Rees, G., & Friston, K. J.（2014）An aberrant precision account of autism. *Frontiers in Human Neuroscience*, **8**, 302.

Parr, T., Pezzulo, G., & Friston, K. J.（2022）*Active Inference: the Free Energy Principle in Mind, Brain, and Behavior.* Cambridge, MA: MIT Press.（トーマス・パー／ジョバンニ・ペッツーロ／カール・フリストン（著）乾　敏郎（訳）（2022）能動的推論——心，脳，行動の自由エネルギー原理　ミネルヴァ書房）

## おわりに

　COVID-19感染者数は2023年1月末の時点で7億人を超えました。また死者数も200万人ともいわれています。コロナ禍にあって多くの人たちが巣ごもり生活を余儀なくされ，コロナ疲れを感じたと思います。これまで疲労やそれに伴うさまざまな生理的症状について，著者は漠然とわかっているような気持ちになっていました。しかし，コロナ禍で，体験する症状が生じる理由を科学の知識を基礎にしっかりと考え，同時にウェルビーイングやウェルビーイングを向上させる方法についても考えてみようと思ったことが本書を書こうと思ったきっかけなのです。

　科学は日進月歩で進歩しており，私たちの予想を超えてさまざまなことが明らかにされてきています。最近脳の機能を統一的に説明する理論である「自由エネルギー原理」が提案されました（乾，2020，2021）。この理論が登場して以来，多くの研究者が自分の身体の中の感覚，すなわち内受容感覚に注目し，多くの実験や理論化が進められてきました。このおかげで，感情とは何かということや精神疾患のメカニズムなどが次々と明らかになってきたのです（乾，2018，2020）。この原理の解説書（乾訳，2022）のあとがきの中で，乾は，「たとえば，マズローの欲求5段階説（生理的欲求，安全の欲求，社会的欲求，承認欲求，自己実現の欲求）などは行動選択の理論によってどのように説明できるのだろうか。このようなことが「原理的に」説明できれば生きがいとは何か，幸福とは何かといったことも明確に議論できるかもしれない」と

述べています。ごく最近になってこのような理論に基づき，原理的にウェルビーイングとは何かということが議論され始めましたので，この一端も紹介しました。

　本書では，このような新しい観点で脳のメカニズムや幸福感を向上させる方法について説明しました。重要なことは，物理的，心理的環境の突然の変化にもかかわらず，ホメオスタシスを維持すること，あるいは適切に予測的にそして的確にアロスタシスを働かせることなのです。そこでこれらに関連する脳科学の基礎知識も紹介しました。したがって，本書は脳科学の入門書でもあります。

　読者の皆さんが本書を読んで脳科学の基礎から自分自身のさまざまな経験を今一度しっかりと考えてみようと思ってくださったなら幸甚です。

　最後に，ミネルヴァ書房編集部の丸山碧さんには原稿を丁寧に見ていただき，多くのコメントをいただきました。心より感謝します。


　　2023年4月

　　　　　　　　　　　　　　　　　　　　　乾　　敏郎
　　　　　　　　　　　　　　　　　　　　　門脇加江子

《著者紹介》

乾　敏郎（いぬい　としお）

　京都大学名誉教授，金沢工業大学，関西大学客員教授。日本認知科学会フェロー，日本神経心理学会名誉会員，日本高次脳機能障害学会特別会員，日本発達神経科学学会理事，電子情報通信学会 HCG アドバイザ。文学博士，工学修士。
　専門領域は，認知神経科学，認知科学，計算論的神経科学，発達神経科学。著書に，
『脳科学からみる子どもの心の育ち：認知発達のルーツをさぐる』（ミネルヴァ書房，2013年）
『感情とはそもそも何なのか：現代科学で読み解く感情のしくみと障害』（ミネルヴァ書房，2018年）
『脳の大統一理論：自由エネルギー原理とはなにか』（共著，岩波書店，2020年）
『自由エネルギー原理入門：知覚・行動・コミュニケーションの計算理論』（共著，岩波書店，2021年）ほか多数

門脇加江子（かどわき　かえこ）

　立命館大学文学部卒業。追手門学院大学心理学研究科修了。心理学修士（臨床心理学）。
　臨床心理士，公認心理師，保健師，看護師。スクールカウンセラー，発達障害者雇用トータルサポーター。専門領域は主に産業保健，発達障害者支援，スクールカウンセリング。

脳科学はウェルビーイングをどう語るか？
——最新科学が明かすふれあいとコミュニケーションの力——

2023年11月10日　初版第 1 刷発行　　　　　　　　　〈検印省略〉

定価はカバーに
表示しています

著　　者　　乾　　　敏　　郎
　　　　　　門　脇　加　江　子

発　行　者　　杉　田　啓　三

印　刷　者　　田　中　雅　博

発行所　　株式会社　ミネルヴァ書房

607-8494　京都市山科区日ノ岡堤谷町 1
電話代表　(075) 5 8 1 - 5 1 9 1
振替口座　0 1 0 2 0 - 0 - 8 0 7 6

創栄図書印刷・坂井製本

ISBN978-4-623-09657-2
Printed in Japan

## 感情とはそもそも何なのか
　　──現代科学で読み解く感情のしくみと障害

乾　敏郎 著
四六判　210頁　本体2200円

## 能動的推論
　　──心，脳，行動の自由エネルギー原理

トーマス・パー／ジョバンニ・ペッツーロ／カール・フリストン 著
乾　敏郎 訳
Ａ５判　352頁　本体3500円

## 脳科学からみる子どもの心の育ち
　　──認知発達のルーツをさぐる

乾　敏郎 著
四六判　268頁　本体2800円

## よくわかる認知科学

乾　敏郎／吉川左紀子／川口　潤 編
Ｂ５判　196頁　本体2500円

## 発達155：脳・身体からみる子どもの心

執筆者　乾　敏郎／明和政子／根ケ山光一／細田直哉／森口
佑介／多賀厳太郎／杉村伸一郎／木村美奈子／熊谷
晋一郎／加藤寿宏／榊原洋一
Ｂ５判　120頁　本体1500円

──── ミネルヴァ書房 ────
https://www.minervashobo.co.jp/